संघर्षशील पिता

मनीषा चौधरी

BlueRose ONE.com
Stories Matter
NewDelhi • London

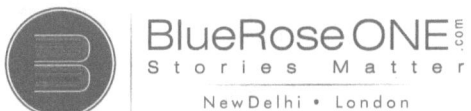

BLUEROSE PUBLISHERS
India | U.K.

Copyright © Manisha Chaudhary 2024

All rights reserved by author. No part of this publication may be reproduced, stored in a retrieval system or transmitted in any form or by any means, electronic, mechanical, photocopying, recording or otherwise, without the prior permission of the author. Although every precaution has been taken to verify the accuracy of the information contained herein, the publisher assumes no responsibility for any errors or omissions. No liability is assumed for damages that may result from the use of information contained within.

BlueRose Publishers takes no responsibility for any damages, losses, or liabilities that may arise from the use or misuse of the information, products, or services provided in this publication.

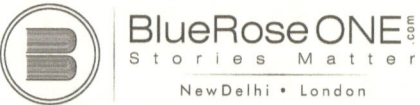

For permissions requests or inquiries regarding this publication, please contact:

BLUEROSE PUBLISHERS
www.BlueRoseONE.com
info@bluerosepublishers.com
+91 8882 898 898
+4407342408967

ISBN: 978-93-6783-922-5

Cover design: Shivani
Typesetting: Sagar

First Edition: December 2024

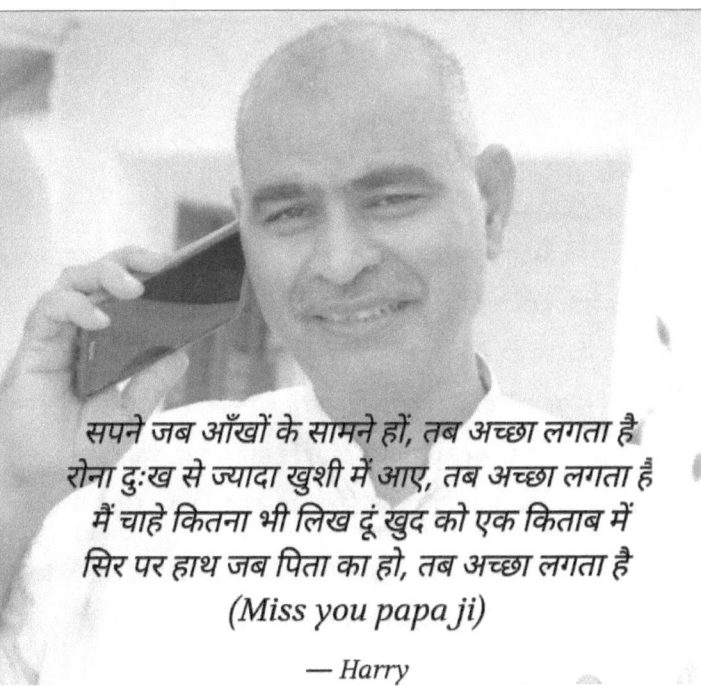

सपने जब आँखों के सामने हों, तब अच्छा लगता है
रोना दु:ख से ज्यादा खुशी में आए, तब अच्छा लगता है
मैं चाहे कितना भी लिख दूं खुद को एक किताब में
सिर पर हाथ जब पिता का हो, तब अच्छा लगता है
(Miss you papa ji)

— *Harry*

शिव को समर्पित

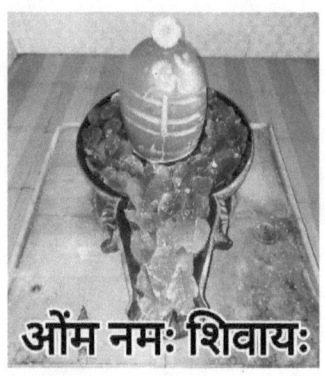

मैं यह जो किताब लिख रही हूँ मेरे शिव को समर्पित कर के लिख रही हूँ मेरे देव शिव शंकर भोले- नाथ है जो देवो के देव महादेव है। में उनकी सेविका हूँ जो शिव की बचपन से ही पूजा अर्चना कर रही हूँ।मुझे मेरे शंकर जी पर पूरा भरोसा है कि वो मुझे कभी निराश नही करेंगे इसलिए में जो कुछ भी अच्छा काम करती हूँ वो सब उनको समर्पित करके करती हूँ मुझे उनकी शक्ति–भक्ति पूरा यकीन है उन्होने कही- बार मुझे अपना चमत्कार दिखाया है

हे मेरे भोले भण्डारी मुझे बहुत आगे तक ले जाओगे इस बात का मुझे पूरा यकीन है इसलिए यह किताब भगवान शिव को अर्पण है वो यानि आप इसकी रक्षा करे।

मेरा परिचय

मेरा नाम मनीषा चौधरी है मेरा जन्म 8-8-1992 को राजस्थान के भरतपुर जिले के गांव हंतरा में हुआ। मेरे परिवार में सात सदस्य हैं पापा मम्मी तीन बहन और दो छोटे भाई। बहनों में मैं सबसे बड़ी हूं। परिवार को बच्चे की प्राथमिक पाठशाला कहते हैं इसी प्रकार मुझे भी बचपन से संस्कार संस्कृति व्यवहार सभी बातें माता पिता द्वारा भली भांति सिखाई गई। मुझे और मेरे भाई बहनों को भी अच्छे संस्कार व आचरण सिखाते हुए उनका भी लालन पालन बड़े प्रेम व आदर्शता के साथ मेरे माता पिता ने किया। मैने 10वीं तक पढ़ाई अपनी गांव में ही की इसके बाद 11वीं तथा 12वीं कक्षा के लिए गांव के नजदीकी शहर नदबई जाया करती थी। वहीं से मैंने अपनी ग्रेजुएशन की पढ़ाई पूरी की। इसके बाद B.Ed उदयपुर से की और M.A हिंदी विषय में सीकर से शादी के बाद पूरी की। यह थी मेरी पढ़ाई की बातें। बचपन के खेलो को खेलते खेलते कब बड़े हो गए पता ही नही चला। पढ़ाई करते करते जब शादी की उम्र आ गई तब पिता ने एक अच्छा लड़का और परिवार देखकर मेरी शादी 2015 में कर दी। हर पिता की उम्मीद व इच्छा होती है की उसकी बेटी को बेहतर परिवार व सुख मिले। उसे कभी भी अपने पिता के घर की कमी महसूस न हो। इसलिए मैं भगवान का व मेरे पिता का शुक्रिया करना चाहूंगी क्योंकि मुझे इतना ही अच्छा ससुराल मिला। मेरा ससुराल सीकर जिले के फतेहपुर गांव में है। मेरे ससुराल का परिवार छोटा परिवार है। जिसमे मेरे सास और ससुर, मेरे पति और दो बच्चे हैं।यही है मेरी दुनिया। मेरे पति सास ससुर सभी मुझसे बेहद प्रेम करते हैं। एक बहु नही बल्कि बेटी की भांति उनका प्रेम मेरे लिए रहता है। बड़े बेटे का नाम मौलिक(7 साल) और छोटा बेटा दक्षित(4 साल) का है। दोनो ही बहुत शरारती हैं। अब मैं मेरे ससुराल में ही अपने सास ससुर की सेवा

और अपने बच्चो का ख्याल रखती हूं और बेहतर भविष्य के लिए सरकारी नौकरी की तैयारी कर रही हूं। मैं लेखन भी 2012 से थोड़ा थोड़ा कर रही हूं मगर एक अवसर या कहो बेहतर रूप में लेखन की प्रक्रिया को निरंतर प्रयास से बेहतर कर रही हूं। मैं इस किताब का उद्देश्य एक परिवार एक बचपन और गृहस्थी के जीवन को दर्शना है। मैं मेरी जिंदगी को फिर से इस किताब के माध्यम से जीना चाहती हूं। मेरे उन लम्हों को फिर से इस किताब के पन्नो में वापस लाना चाहती हूं।

कहानी का सार

ये कहानी है एक छोटे से गांव के गरीब परिवार में जन्मे एक बच्चे की. जो अपने बचपन से और जिंदगी के आखिरी वक्त तक संघर्ष करता रहा. उसने अपने जीवन में परिवार को बेहतर बनाने के लिए,   गरीबी से निकलने के लिए , समाज में एक नाम स्थापित करने के लिए , उसने पूरे जीवन खुद को एक ज्वाला की भांति जलाए रखा. ये कहानी है एक बेटे की जो आपको सिखाएगी की जिंदगी की छोटी सी उम्र में पिता का सर से साया चले जाने के बाद भी अपनी मां को अपना गुरु बनाकर एक संघर्षशील और काबिल बेटा बना. कैसे एक बेहतर और सम्पूर्ण बेटा बना जाता है.ये कहानी है एक भाई की जो आपको सिखाएगी की चाहे आपकी जिंदगी में आपके भाई अच्छे हों या ना हों पर आप एक बेहतर और अच्छे भाई होने का फर्ज कैसे अदा कर सकते हैं कैसे आप हर सही और बुरे वक्त में उनके साथ खड़े हो सकते हैं. ये कहानी है एक शिष्य की जो अपने जीवन में ईश्वर द्वारा भेजे गए एक महान गुरु के दिखाए हुए मार्ग पर चलता है कैसे उनकी सन्हेपूर्ण सेवा भावना में अपना जीवन समर्पित करता है. कैसे एक गुरु के लिए बेहतर शिष्य बना जाता है.ये कहानी है एक पति की जिसकी छोटी उम्र में शादी होने के बाद भी अपनी पत्नी को कभी बोझ नहीं समझा. हमेशा हर परिस्थिति में उसका साथ निभाया.ये कहानी है एक पिता की जो अपने बच्चों को जन्म से ही सारी खुशियां देता है. अपने बच्चों में संस्कार , संस्कृति व पूजा पाठ और जीवन जीने के सभी अच्छे गुणों को सिखाता है।कैसे एक पिता अपने बच्चों के लिए मिसाल बनता है. कैसे एक पिता अपने जीवन की हर परिस्थिति में लड़ता हुआ अपनी जिंदगी के आखिरी वक्त तक संघर्ष करता हुआ इस दुनिया से विदा लेता है

अनुक्रमणिका

माँ का आंचल 1

एक जिम्मेदार बेटा और भाई का कर्तव्य 6

फर्श से अर्श तक 11

जीवन का आनंद 17

आदर्श और उसूल 19

गुरु का आगमन 25

भगवान से प्रेम 30

संघर्षशील पिता का खोना 32

जीवन की समस्याएं 36

छोटी बेटी का दुख 41

बेटियां पराई हैं 43

पिता से आखिरी भेंट 46

मेरा बचपन 50

बच्चों के लिए पिता का स्नेह। 52

परिवार और बच्चों की फिक्र 57

पति पत्नी का रिश्ता 61

बेसहारा बच्चे को प्यार 63

पिता की महत्वता 66

पिता का मार्गदर्शन 69

हृदय की आखिरी बात 71
कहानी को विराम। 73
पिता को समर्पित 77

माँ का आंचल

मैं इस कहानी की शुरुआत एक पिता के अपने बचपन के सफर और अपनी मां के शिष्य के रूप में व्यतीत हुई जीवनी को सुनाना चाहूंगी।जीवन में व्यक्ति को सभी परिस्थितियों से गुजरना पड़ता है कभी दुख से कभी सुख से कभी गरीबी कभी बीमारी अकेलापन ऐसी कई समस्याओं का सामना अपने जीवन में करना पड़ता है। हर व्यक्ति के सामने कभी ना कभी कोई ना कोई स्थिति आ ही जाती है लेकिन जो व्यक्ति इन समस्याओं का सामना धैर्य से करता है वही व्यक्ति आगे बढ़ जाता है। शांति से किसी समस्या का सामना करना तथा जीवन में अपने भविष्य की ओर संघर्षशील होकर कार्य करना इसी से एक व्यक्ति खुद को मजबूत और सफल बनाता है।मगर कैसे विषम परिस्थितियों में जब सब उसका साथ छोड़ देते हैं तब वह व्यक्ति खुद को अकेला पाता है मैं ऐसे ही संघर्षशील व्यक्ति की कहानी या कहें जीवन की घटना प्रस्तुत कर रही हूं जो बहुत ही   रोचक पूर्ण है एवं सीख देने वाली घटना है।

एक समय की बात है एक गांव में एक गरीब परिवार रहता था जिसमें मां-बाप चार बेटे दो बेटियां और उनकी दो बड़े बेटों की बहुएं रहती थी मां जिनका नाम किशन प्यारी था पिता जिनका नाम स्नेहीराम था ।चार बेटों में सबसे बड़े बेटे का नाम जगन, उनसे छोटे मलखान, उनसे छोटे बेटे का नाम अमर सिंह था व सबसे छोटे बेटे का नाम राजाराम था. जो एक साथ जीवन यापन करते व प्रेम पूर्वक रहते थे ।उनके घर में सिर्फ एक कमरा और एक छान– झोपड़ी थी ।जिसमे सभी लोग गुजर बसर करते थे । मां अपने सभी बच्चों को बहुत प्रेम करती थी लेकिन सबसे छोटा बेटा राजाराम उन्हें बहुत प्रिय था। मां अपने सबसे छोटे बेटे को अच्छी अच्छी बातें सिखाती उन्हे भगवान की पूजा

पाठ करने के लिए कहती। वो चारो भाई बचपन में खूब शरारत करते थे। मगर छोटे दो बेटे होशियार और मेहनती थे। उनके पिता खेती का काम करते थे।किसान परिवार था तो खेती करने के लिए दो बैलों के जोड़े थे । पूरा परिवार सिर्फ खेती करके ही अपना जीवन यापन करता था।खेती मेहनत और लगन से करते थे तो पैदावार भी खूब होती थी खेत के अलावा और कुछ उनके पास संपन्न और पैत्रिक संपत्ति नही थी. मगर फिर भी वह परिवार खुशी-खुशी आराम से रहता था . क्यूंकि पुराने समय में शादी जल्दी कर दी जाती थी तो उनके दो बड़े बेटो व बड़ी बेटी की शादी हो चुकी थी। कुछ दिनो बाद एक दिन की बात है घर के मुखिया स्नेहीराम शाम के समय बैलों को बांध रहे थे कि अचानक एक बैल ने उनके पेट में लात मार दी और उनके पेट में कोई गहरी चोट लग गई और उसी के चलते उनकी तबियत एकदम ज्यादा खराब होने लग जाती है।उनकी हालत बहुत बिगड़ने लगी तो उनकी पत्नी किशन प्यारी ने अपने बड़े बेटे की दोनों बहू को पीहर से बुला लिया और अपनी बड़ी बेटी को भी ।. तीन बेटे जो अभी छोटे थे उनका विवाह नही हुआ था छोटे बेटो को इतना कुछ याद भी नहीं था।परिवार के मुखिया स्नेहीराम अपनी मां के अकेले ही बेटे थे और उनकी दो बहने थी एक छोटी और एक उनसे बड़ी । जब परिवार के सदस्य सभी उनके पास आ गए तो सदस्यों को आते देख उनकी आंखें नम हो गई और फिर उसी क्षण उस घर का उजाला और एक जिम्मेदार मुखिया हमेशा के लिए उन्हें छोड़ इस दुनिया से विदा ले लेता है ।इसके बाद उनकी पत्नी किशन प्यारी एकदम अकेली हो गई और सारे परिवार का भार खुद ही चलाने लगी।लेकिन कहते हैं कि अगर व्यक्ति का एक हाथ कट जाए तो उस हाथ की सारी शक्ति दूसरे हाथ में आ जाती है।

ऐसा ही कुछ उस मां के साथ हुआ उनके पति के निधन के बाद वह एकदम अकेली हो गई और पूरे परिवार को संभालने लगी। वह स्वभाव से भोली भाली थी हमेशा शांति से ही काम करती थी लेकिन फिर धीरे धीरे कुछ

परिवार समाज के लोग उन्हें परेशान करने लगे तो उन्होंने अपने भाइयों का सहारा लेना प्रारंभ कर दिया। किशनप्यारी के चार भाई थे वह उन्हें एक-एक करके समय-समय पर बुलाती रहती थी इस से उनके परिवार वाले भी शांत होने लग गए। फिर धीरे धीरे उस बूढी मां ने संघर्ष करते हुए व हालातों से लड़ते हुए अपने बच्चो को एक शेरनी की भांति पाला पोसा। धीरे धीरे अपने सभी बेटो को पढ़ा लिखा कर शादी विवाह कर दिए ।मगर अभी छोटी दो बहुओं की छोटी उम्र के कारण उन्हें ससुराल लाया नही गया। दो बड़े बेटे तो गांव में ही खेती संभालते और उनसे छोटे दो पढ़ाई लिखाई के लिए गांव से बाहर किसी शहर में चले गए। बेटो के शहर पढ़ाई के लिए जाने के बाद वो अकेली हो गई इसलिए उन्होंने अपनी दोनो छोटी बहुओं को भी अपने पास बुला लिया।उन दोनों में से एक बेटा अपनी कुछ पढ़ाई पूरी करने के बाद एक प्राइवेट नौकरी में लग गया था और फिर एक सबसे छोटा बेटा जो अभी भी अध्ययन कर रहा था।उस बूढी मां के चारों बेटों में पढ़ाई में सबसे होशियार छोटा बेटा ही था।जब राजाराम कॉलेज की छुट्टियों में घर आता था तो उनकी मां उनका ऐसे इंतजार करती थी जैसे किसी मां का फौजी बेटा घर आया हो माली के पास से ताजी सब्जी लाती और शाम को जल्दी ही चूल्हे पर बनाकर रख देती थी और अपने हाथों से प्यार भरी रोटियां बना कर खिलाती थी।वह खुद भी अपनी मां को खूब प्रेम करते थे ।जब कभी उनकी मां एवं पत्नी के बीच कोई झगड़ा हो जाता तो वह अपनी मां की ही पक्ष लेते चाहे गलती किसी की होती अगर मां की भी होती तो भी मां की ही तरफदारी करते और अपनी पत्नी को समझते की मां की बातों को दिल से मत लगाया कर मेरी मां बूढ़ी और भोली है ।उन्होंने कभी भी अपनी मां का दिल नहीं दुखाया।उसके जीवन में अभी बहुत कुछ करना बाकी था छोटी सी उम्र में ही बाप का दामन छूट गया था ।बूढी मां का सबसे छोटा बेटा अपने जीवन में अपने पूरे परिवार के लिए बहुत कुछ करना चाहता था उन्होंने छोटी सी उम्र में ही पूरे परिवार को

आगे बढ़ाने के लिए सोच लिया था और अपनी पढ़ाई लिखाई जारी रखी और आगे का अध्ययन शहर में ही करते रहे। वो अपनी हर क्लास में उत्तीर्ण होता और एक मेधावी छात्र के रूप में पढ़ाई करता था। उनके रास्तों में कई बाधाएं आई लेकिन उन्होंने सारी बाधाओं को अपने परिश्रम एवं मेहनत से पीछे छोड़ दिया। परिवार की स्थिति भी उनके पिताजी के जाने से कमजोर पड़ गई आखिर पिता ही परिवार की सबसे बड़ी साख होता है। राजाराम को पढ़ाई के लिए भी खर्चा नहीं मिल पाता था लेकिन उन्होंने कभी भी किसी भी स्थिति को जीवन का हिस्सा नहीं बनने दिया उसने अपनी पढ़ाई के लिए खर्चा खुद ही निकालना शुरू कर दिया।वह जब अपनी पढ़ाई से फ्री होते तो स्कूल के कुछ छात्रों को घर पर ही अध्ययन कराते थे इससे उनका खर्चा निकल आता था।जब राजाराम धौलपुर में पढ़ाई कर रहे थे तब उन्होंने एक कविता भी लिखी जो अखबार में निकाली गई राजाराम पढ़ने में सबसे ज्यादा तेज थे वह अपनी कक्षा में बहुत होशियार छात्र थे। उन्हें स्कूल के सभी अध्यापक बहुत स्नेह देते थे। लेकिन उनके परिवार में कोई ना कोई परेशानी आती ही रहती थी वह अपने परिवार को भी देखते और पढ़ाई भी करते जब वह छुट्टियों में घर आते तो घर एवं खेती का भी काम संभालते थे वह अपनी मां की हर आज्ञा का पालन करते थे ।एक बार जब वह अपने कॉलेज की छुट्टी काटने के बाद वापस जाने लगे तो अचानक उन्हें मालूम हुआ कि उनके सबसे बड़े भाई की पत्नी को कैंसर हो गया है उनके परिवार में सबसे ज्यादा पढ़े-लिखे एवं समझने वाले वही थे तो उनकी मां एवं बड़े भाइयों ने इलाज के लिए राजाराम को ही कहा और उन्होंने बिना कुछ सोचे समझे इलाज के लिए हां कह दिया और अपनी भाभी के इलाज के लिए जयपुर चले गए और वहां अपनी भाभी का इलाज सरकारी अस्पताल में कराने लगे लेकिन कहते हैं कि यदि व्यक्ति अपने जीवन में कुछ करने की ठान लें तो चाहे कितनी ही कठिनाइया क्यों ना हो वह अपने कर्तव्य में सफल हो ही जाता है ऐसा ही कुछ राजाराम करना चाहते थे उनका सपना

एक बड़ा अधिकारी बनने का था जो अभी बाकी था उन्होंने जयपुर जाकर अपनी भाभी के इलाज के साथ-साथ पढ़ाई को भी अग्रसर रखा और एक धर्मशाला में रहने लगे। उन्होंने वहीं रहकर अपनी मास्टर डिग्री के लिए प्राइवेट फॉर्म भर दिया वे पढ़ाई एवं भाभी मां का इलाज दोनों का कार्य एक साथ करने लगे भाभी के इलाज में से थोड़े थोड़े पैसे बचाकर उन्होंने अपनी मास्टर डिग्री पूरी की वह दिन मैं अपनी भाभी का ध्यान रखते। उनको दवाई गोली देना उनके लिए खाना बनाना आदि कार्य करते और इसके बाद अपने बाकी बचे समय में पढ़ाई कर लेते और इसी मेहनत और लगन के साथ उन्होंने अपने कॉलेज से फर्स्ट डिवीजन डिग्री हासिल की। इस तरह उन्होंने पढ़ाई पूरी की मगर उनकी भाभी मां उस बीमारी से न लड़ सकी और उनका थोड़े समय इलाज चलने के बाद देहांत हो गया। इसके बाद राजाराम का जीवन धीरे-धीरे उनके सपनों की दुनिया की ओर बढ़ने लगा मगर फिर अचानक ही राजाराम के जीवन ने एक और मोड़ चुन लिया ।उनकी मां किशन प्यारी जी की हार्ट अटैक से मृत्यु हो गई और राजाराम के जीवन में एक और दुख की घड़ी सामने आ गई । जब उनकी मां का देहांत हो गया तब वह बहुत दुखी और अकेले हो गए।इस तरह एक बेटे ने अपनी मां और एक गुरु को हमेशा के लिए खो दिया। माँ के जाने बाद उन्हें और भी जिम्मेदारी उठानी पड़ी जिसकी कहानी को निरंतर रखते हुए मैं आपको आगे सुनाऊंगी।

एक जिम्मेदार बेटा और भाई का कर्तव्य

आगे की कहानी में मैं आपको सुनाऊंगी की मां के जाने के बाद कैसे राजाराम ने अपने भाइयों की मदद की और अपने परिवार की जिम्मेदारी भी उठाई। मां के जाने के बाद अब उन्हें अपने बच्चों के लिए उनके भविष्य को बेहतर बनाना था। जब राजाराम एवं उनके भाइयों की शादी हुई थी तब उनके घर में एक ही कमरा बना हुआ था बाकी छान–झोपड़ी बनाकर गुजारा करते थे उन्ही में सारे लोग अपना जीवन यापन प्रेम पूर्वक करते थे लेकिन जब कमाने का भार आया तब राजाराम ने जीवन में बहुत मेहनत करना प्रारंभ कर दिया। उन्होंने अपनी पढ़ाई को छोड़ दिया और अपने ऑफिसर बनने वाले फैसले को परिस्थितियों के सामने रख दिया और घर को संभालने का फैसला किया । जब ये कठिन समय चल रहा था उस समय राजाराम के दो बेटियां थी उन्होंने अपने नौकरी के सपने को दबाकर अपने ही गांव में अपने ही खेत में ईंटों के भट्टे की नीव डाली ।परिवार की स्थिति कमजोर होने के कारण उन्होंने अपने कुछ सगे–संबंधीयों एवं जान पहचान वालों से कर्जा लेकर भट्टे का शुभारंभ किया।अधिक पढ़े-लिखे होने के कारण उन्होंने ही भट्टे की सभी कागजी कार्यवाही को कराया ।घर में कोई भी वाहन उस समय था नहीं, इसलिए उन्होंने कुछ और पैसा उधार लेकर एक स्कूटर ली उसी की सहायता से सारे कार्य किए।कागजी कार्यों में भी उन्हें खूब परेशानियों का सामना करना पड़ा लेकिन उन्होंने हिम्मत नहीं हारी।जब व्यक्ति को कुछ कर दिखाने का जुनून होता है तो वह सारी मुश्किलों को भूल जाता है ऐसा ही जुनून उस समय राजाराम का था।वह सुबह के समय छाछ दलिया खाकर घर से निकलते और रात को देर रात तक अपने बच्चों के पास लौटते लेकिन उनकी पत्नी भी इन सभी समस्याओं में उनके साथ थी ।उनके घर वापस आने तक वह अपने पति

की राह देखती रहती थी।भट्टा ऐसी शुभ घड़ी एवं मुहूर्त में लगा की सारी समस्याएं दूर हो गई। क्यूंकि भट्टा लगाने में बहुत पैसा चाहिए होता है तो उन्होंने गांव के तीन लोगों को हिस्सेदारी में जोड़ लिया था ।घर में भी बाद में झगड़ा न हो इसलिए उन्होंने अपने हिस्से में से अपने बड़े–बड़े दोनो भाइयों को भी थोड़ा थोड़ा हिस्सा दे दिया।

राजाराम बड़े दिलवाले इंसान थे उन्होंने कभी अपना खुद का भला नहीं चाहा हमेशा परिवार को भी साथ रखा जबकि चारों भाई अलग-अलग रहते थे राजाराम ने हमेशा सबकी मदद की। बड़े भाई की पत्नी का इलाज कराया और बड़े दोनो भाई सिर्फ खेती करते थे तो उनकी भी हमेशा विषम परिस्थितियों में उनकी मदद करते थे।भाई की बेटियों की शादी में भी मदद की उन लड़कियों की शादी में कोई मांग नहीं थी लेकिन अचानक लडके वालों ने 21000 की मांग नगद रख दी उन्होंने कहा यदि पैसा नहीं दोगे तो छोटी बेटी के फेरे भी नहीं करेंगे तब जाकर राजाराम ने हाथों हाथ कहीं से पैसों का प्रबंध करके उन लड़के वालों को दिया तब जाकर बड़े भाई की बेटियों की शादी संपन्न कराई। ऐसे ही जीवन में न जाने कितनी समस्याएं आई लेकिन उन्होंने सबका डटकर सामना किया ।उन्होंने कभी अपने और भाइयों के बच्चों में फर्क नहीं समझा उनका दिल सभी के लिए बहुत ही साफ था। शायद इसीलिए ही उनकी मां का हाथ हमेशा से उनके सर पर रहा उन्होंने अपने जीवन के प्रारंभ में खूब परेशानियां देखी लेकिन बाद में सब कुछ ठीक हो गया। उनके अंदर ईश्वर के प्रति भी प्रेम भावना थी वह हमेशा भगवान के भरोसे ही हर कार्य को समर्पित करके करते थे।राजाराम के जीवन की आगे की दास्तान कुछ ऐसी ही है जिस व्यक्ति के जीवन में माता-पिता एवं ईश्वर का आशीर्वाद हो उसे कहीं भी कभी भी किसी के सामने झुकना नहीं पड़ता और वह हर कार्य में कामयाबी पाता है। राजाराम के भट्टे के कारोबार के बाद उनके दिन ही पलट गये उन्होंने उस भट्टे में खूब पैसा कमाया और अपनी सारी इच्छाओ को पूरा किया।जब

व्यक्ति के अंदर कुछ करने का हौसला जुनून होता है तो वह कुछ भी हासिल कर सकता है ऐसा ही जुनून एवं हौसला उस इंसान में था उन्होंने चारों भाइयों की जमीन का बंटवारा करके सब ने अपने अलग-अलग मकान बना लिए। राजाराम के भाइयों को अपने छोटे भाई पर पूरा यकीन था उन्होंने ही सारी जमीन का बंटवारा किया और अपने भाइयों को कहा कि यदि कोई भी गलती दिखे तो बता देना उन्होंने यह भी कहा कि अच्छा आप तीनों का और बाकी का बचा हुआ मेरा लेकिन उनके भाई भी अपने छोटे भाई पर भरोसा करते थे उन्होंने कहा कि जैसा तुम करोगे वही हमें मंजूर होगा और सब कुछ ठीक से हो गया। चारों भाइयों में कभी भी कोई झगड़ा नहीं हुआ और उनका प्रेम भी कायम रहा। तो यहां तक कहानी थी कैसे एक जिम्मेदार बेटा अपना फर्ज निभाता है और साथ साथ अपने भाइयों के लिए भी अपना कर्तव्य समझता है। इसके बाद कैसे राजाराम एक बेहतर पिता के रूप में अपने बच्चों के लिए कार्य करता है। जो की मैं आपको अगले अध्याय में सुनाऊंगी।

ई-टिकट

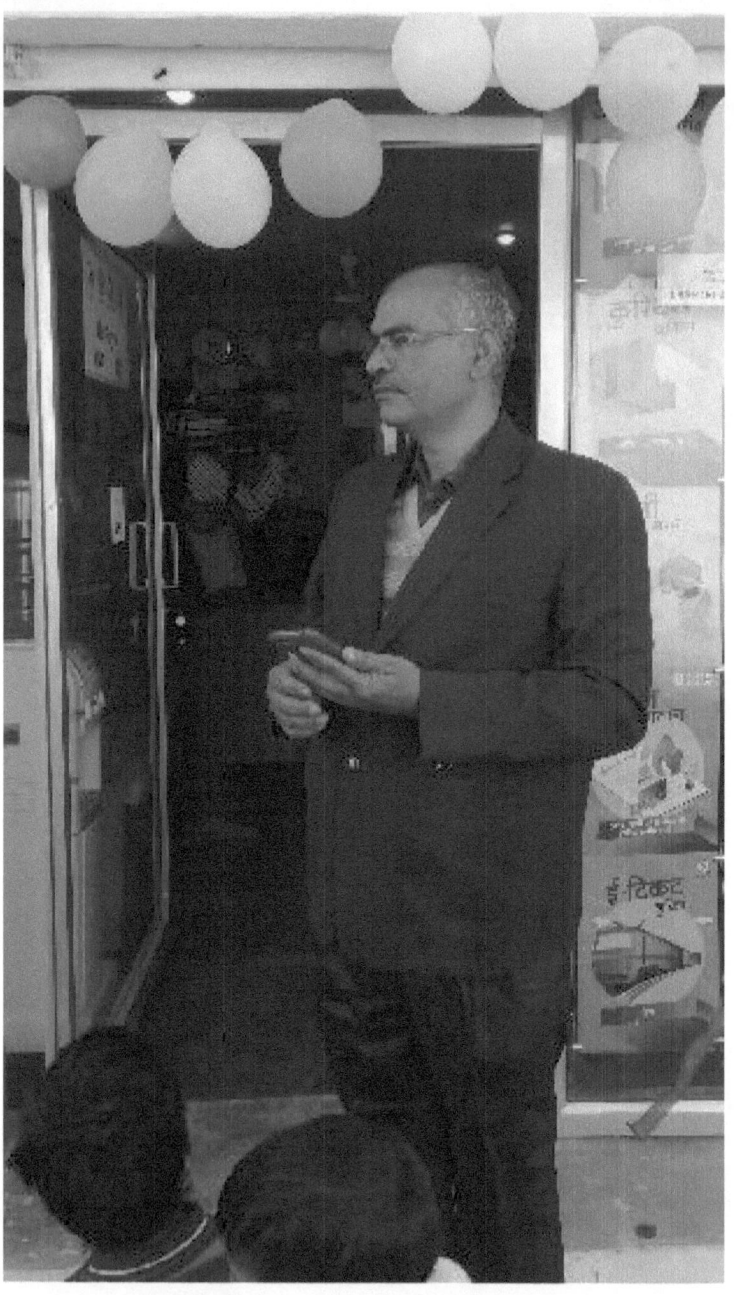

फर्श से अर्श तक

अब इस भाग में मैं आपको राजाराम के आगे के संघर्ष की कहानी सुनाऊंगी। कैसे उन्होंने अपनी मेहनत और संघर्ष से अपने परिवार को ऊंचाइयों तक पहुंचाया। कैसे अपने गांव में एक इज्जतदार नाम बनाया। कैसे अपना सफर राजाराम से राजन सेठ तक तय किया।जब सभी भाइयों का घर परिवार बस गया तो घर में आगे जाके कोई लड़ाई झगड़ा न हो इसलिए सभी भाईयों ने अलग अलग रहने का फैसला किया। लेकिन वो खेती के काम और घर परिवार के अन्य काम मिल जुलकर ही करते थे।भट्टे के अच्छी तरह चलने के बाद वो अपने काम और बढ़ाना चाहते थे इसलिए वो अपने नजदीकी शहर भरतपुर चले गए वहां पर उन्होंने दो दुकान खोली ।एक दुकान ट्राली बनाने की एवं एक ईट बजरी सीमेंट की । काम उनका नया था तो उनका ये कारोबार भी खूब चलने लगा। इसके बाद वो अपने अपने बच्चों और पत्नी को भी अपने साथ शहर ले गए। उनका परिवार भी उनके साथ आराम से रहने लगा।लेकिन फिर उनके जीवन में एक बहुत ही शुभ घड़ी आई।उनके जीवन में एक श्रेष्ठ साधु का आगमन हुआ और उनसे उनकी भेंट हुई।उन्होंने उस साधु की सरलता और भगवान के प्रति जुड़ाव और उनके सद्गुण विचारों के प्रति आकर्षित होकर उनको अपने गुरुजी के रूप में स्वीकार कर लिया ।उन्होंने उन्हें ज्ञान–ध्यान का मार्ग दिखाया उन्होंने ही उनको भरतपुर शहर छोड़ कर गांव जाने के लिए कहा।

अपने गुरु की आज्ञा का पालन करते हुए वो शहर को छोड़कर गांव चले गए उनका बिजनेस भी बढ़िया चल रहा था लेकिन अपनी गुरु की बात को मानते हुए उन्होंने अपने कारोबार को दोबारा गांव में लाने का फैसला किया। राजाराम एक बात बहुत अच्छी कहते थे जब कोई उनसे पैसे उधार लेता और वापस नहीं देता था तब वह कहते की कर्ज लेने वाला हमेशा ऐसे ही घूमता है

हम उसके पीछे दौड़ने से अच्छा है और कमा लें और सबसे बड़ी बात यह कहते कि शायद पिछले जन्म में हम किसी का ले कर आए होंगे इसलिए ही हमारा पैसा लेने के बाद कोई देता नहीं है इसीलिए वह किसी को ज्यादा कहते ही नहीं थे अपनी मेहनत पर भरोसा करते थे कभी किसी का बुरा नहीं सोचते न किसी के साथ गलत करते थे । इस सबके बाद उन्होंने गांव में आकर एक किराने की बहुत बड़ी दुकान का उद्घाटन किया ।यह दुकान उस समय गांव की पहली सबसे बड़ी किराने की दुकान थी।उस दुकान की धीरे धीरे इतनी तरक्की होने लगी की उनकी जिंदगी का रुख ही बदल दिया उस घर का पूरा रंग ही बदल दिया। दुकान जैसे जैसे ज्यादा चलने लगी तो उन्होंने गांव के ही एक ईमानदार लडके को काम पर रख लिया जो पूर्व में भी उनके अधिकतर कार्य संभालता था।राजाराम उस दुकान को सुबह जल्दी उठकर पहले अपना सारा निजी कार्य करते फिर दुकान खोलते थे और दोपहर में खाना खाते और आराम की बजाय दुकान का सामान लेने बाजार जाते। दुकान खोलने का भी समय निर्धारित था वह दुकान के खुलने से पहले ही घर वापस लौट आते थे और रात को देर तक लोगों को सामान देते रहते थे ।उनकी दुकान की एक दिन की आमदनी 15000–20000 हुआ करती थी और त्योहारों के समय एक लाख रोज की इनकम हो जाती थी । क्योंकि दुकान इतनी बड़ी थी की जरूरत का हर सामान छोटे से बड़ा वहां मिल जाता था। इतनी बड़ी दुकान को राजाराम और उनका सेवक नरेश ही संभालता था। नरेश अपने मालिक का बहुत ही खास सेवक था वह उनकी बहुत इज्जत करता था। नरेश ही अब उनकी पूरी दुकान संभालने लगा और अपना काम ईमानदारी से करने लगा। दुकान इतनी ज्यादा मशहूर हो गई की राजाराम को गांव के लोग राजन सेठ और सेठ जी के नाम से पुकारने लगे। अब तो गांव के सभी लोग और जान पहचान वाले भी राजन सेठ जी के नाम से उन्हें बुलाते थे। मगर कहते है ना की जैसे जैसे इंसान तरक्की करता है लोग उससे जलने लगते हैं। इसी तरह कुछ सालो बाद गांव

के पड़ोसी लोग राजाराम की तरक्की को देख जलने लगे और धीरे धीरे उस लड़के को राजाराम के खिलाफ भड़काने लगे। उसे बोलने लगे की तुझसे ज्यादा काम कराते हैं और पैसा कम देते है और अन्य कई तरह की भड़काऊ बातें करने लगे। जिससे वह लड़का उन बातों के बहकावे में आकर दुकान को छोड़कर कुछ दिनों के लिए चला गया लेकिन दो चार महीने बाद ही दर—दर की ठोकरो का सामना करने के बाद उसे अपने फैसले पर पछतावा हुआ और थोड़े दिन बाद वापस राजाराम की दुकान पर आ गया। राजाराम ने किसी भी कार्य को लगातार रूप से नहीं किया उन्होंने अपने बिजनेस को बदलते रूप में किया। जब गांव के लोगों को दिखने लगा की इनकी दुकान की तो खूब कमाई हो रही है तो बहुत से लोगों ने भी होड़ लगा कर बड़ी बड़ी दुकानें खोलना शुरू कर दिया और अपनी बिक्री बढ़ाने के लिए उधार देना भी शुरू कर दिया। इससे राजाराम की दुकान पर थोड़ा प्रभाव पड़ा और फिर दुकान पर रहने वाला लड़का भी अपने घर की कुछ परिस्थितियों के चलते उसने दुकान छोड़ दी। जब राजाराम को लगा की अब वो अकेले हैं और कारोबार में भी होड़ लगने लगी है तो उन्होंने अपना कारोबार ही बदल दिया। इस बार उन्होंने गांव में मिनी बैंक(ई—मित्र)की दुकान खोली। यह दुकान भी उनके गांव में पहली और सबसे बड़ी दुकान थी। थोड़े समय बाद वह लड़का वापस आकर राजाराम की दुकान पर आकर रहने लगा फिर क्योंकि वह कई सालों से राजाराम के साथ काम कर रहा था तो वह एक नौकर से ज्यादा घर का एक सदस्य बन गया था। उसको राजाराम जैसा मालिक हीं नहीं मिला । राजाराम उसे कभी दुकान के सामान के बारे में पूछते भी नहीं थे ना कोई हिसाब लिया करते थे।वह खुद ही उन्हें अपने आप ही सब कुछ बता देता था ।राजाराम को उस पर पूरा विश्वास था वह उसे प्यार से रखते थे । फिर इस कारोबार को भी राजाराम द्वारा खूब चलाया गया और फिर बाद में अपने बड़े बेटे को भी बेकरी की दुकान कैफे के रूप में डलवा दी। वह दुकान भी धीरे धीरे अच्छी चलने लगी। वह लड़का

भी दोनों दुकानों पर काम किया करता था दुकान दो मंजिल की बनी हुई थी उसने राजाराम और उसके बेटे दोनो की दुकानों को बहुत दिनो तक संभाला। फिर एक दिन सर्दी के दिनों में नरेश के सिर में अचानक दर्द होने लगा तब उनके पास कोई नही था उन्होंने दवाई भी ले ली लेकिन थोड़ी देर बाद वो दुकान में ही काम करते करते गिर गए और बेहोश हो गए। जैसे ही राजाराम को पता चला तो वो अपनी गाड़ी में उसको लेके अस्पताल चले जाए लेकिन वहां पहुंचने से पहले ही उनका देहांत हो गया।इस घटना के बाद राजाराम को भी बहुत गहरा झटका लगा वो मानो अपने एक घर के सदस्य को खो चुके थे। लेकिन नरेश के जाने के बाद राजाराम ने उसके परिवार की बहुत मदद की। क्योंकि वो मिनी बैंक का काम करते थे तो उन्होंने पहले से ही उसका बीमा कर रखा था। जिससे उनको उनकी बीमा पॉलिसी के पैसे दिलाए उसके बाद उनके बच्चों के लिए सरकारी योजनाओं का लाभ भी दिलाया और उसकी पत्नी की विधवा पेंशन भी कराई और एक बेहतर मदद का प्रयास किया। इस तरह उन्होंने अपने हर कारोबार को पूरी लगन और मेहनत के साथ किया। हर काम में अपनी ईमानदारी और निष्ठा को बनाए रखा तभी उन्होंने इतनी तरक्की की। और भविष्य में भी नए नए कारोबार करने के बारे में सोचते रहते थे। अपने इन्ही कामों से राजाराम ने एक इज्जतदार और बड़ा नाम बनाया। खुद को समाज में एक संघर्षशील इंसान के रूप मे प्रस्तुत किया। और अपने हर कार्य में सफलता हासिल की। अब आगे की कहानी में आपको एक पिता की भूमिका का पता चलेगा।

PAND

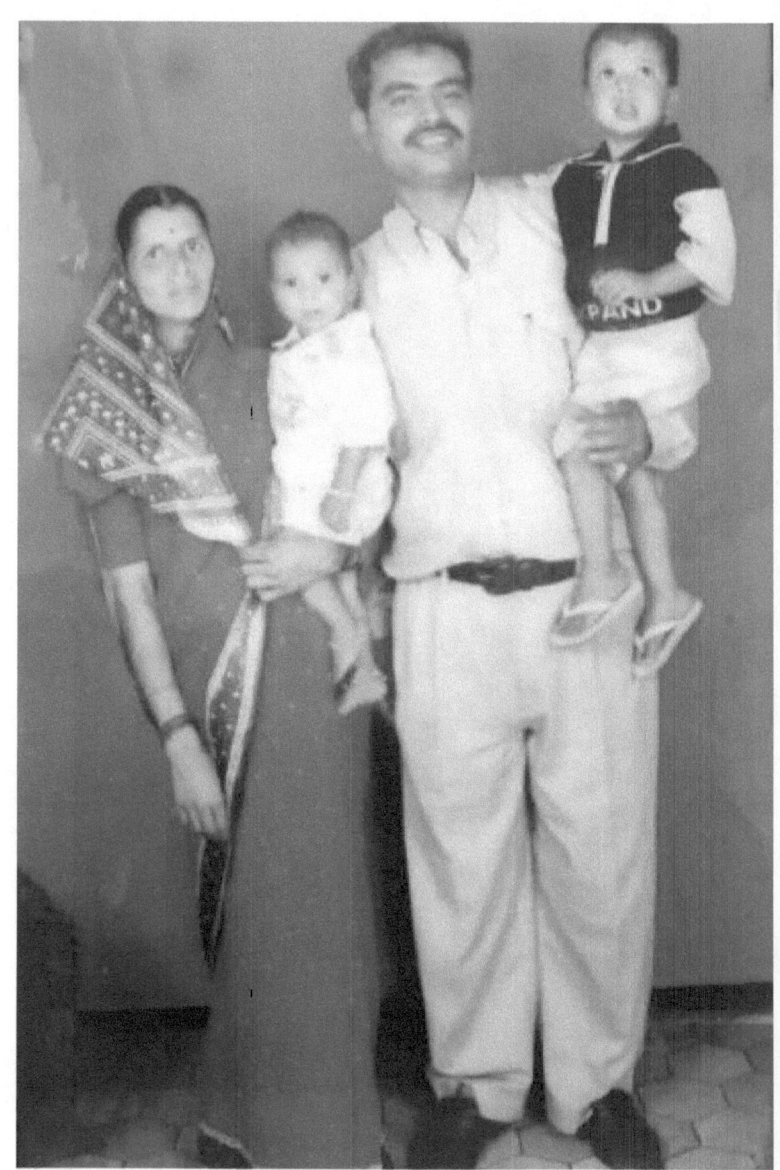

जीवन का आनंद

इस अध्याय में आपको सुनाऊंगी की कैसे एक पिता ने अपने बच्चो के लिए सभी ख्वाहिशें को पूरा किया। कैसे अपने बच्चों को बेहतरीन सुविधाएं दी। उनको बड़े लाड प्यार से पाला। कैसे उनके लिए पूरी मेहनत और लगन से काम करते रहे और एक संघर्षशील पिता बने। गांव में दुकान के खूब जोरो शोरो से चलने के बाद अपने गांव में बहुत ही बड़ा और सुंदर घर बनाया। दुकान और बड़ी करने के लिए दो मंजिल की एक नई दुकान भी बनवाई। घर में सभी वो सुविधाएं उपलब्ध कराई जो उस वक्त किसी के पास भी नहीं थी। मीठे पानी के लिए आर.ओ(पानी साफ व मीठा करने की मशीन) लगवाया। फ्रिज, कपड़े धोने की मशीन सर्दियों में गर्म पानी करने के लिए गीजर और अन्य कई सुविधाएं कराई। पुरानी मोटरसाइकिल को बेचकर एक नयी मोटरसाइकिल खरीदी। अपनी बेटियों के लिए स्कूटी खरीदी और पूरे परिवार के घूमने के लिए एक गाड़ी भी खरीदी। अपनी पत्नी के जरूरत के अनुसार गहने भी बनवाए। इस तरह उन्होंने वो सभी सुख सुविधाएं दी जो उन्हें चाहिए थी।राजाराम के पांच बच्चे तीन बेटियां एवं दो लड़के थे उन्होंने बहुत लाड प्यार से उन्हें पाला पोसा ।किसी भी बच्चे में कोई भेदभाव नहीं किया राजाराम अपने बच्चों को इस कदर प्रेम करते थे की पांचो बहन भाइयों को ऐसा लगता था जैसे पापा मुझसे सबसे ज्यादा प्रेम करते हैं। अपने बच्चों को हमेशा अच्छी सीख दी।उन्हें अच्छे संस्कार और भगवान की पूजा पाठ करना भी सिखाया। अपने बच्चों को रोज वह शाम को उन्हें रामायण पाठ सुनाया करते थे और एक साथ बैठकर खाना खाते और खिलाया करते थे।अपने पांचों बच्चो की पढ़ाई लिखाई एक बेहतर स्कूल में करवाई।उन्होंने सभी बच्चों को सभी प्रकार के शौक मौज कराये ।खाने पहनने की भी कभी किसी प्रकार की कोई कमी

नहीं रखी ।जब उनके बच्चे छोटे थे जब कभी किसी भी बेटी या बेटा द्वारा उनका मन दुखाया गया तो पहले तो बहुत डांटते थे उसके थोड़ी देर बाद ही उन्हें प्यार से समझाते और सीने से लगाते। उन्हे उसी वक्त सही और गलत की समझ बताते थे। बच्चों को डांट देने के बाद वो खुद भी उदास हो जाते थे। तब सभी बच्चों को अपने पास बुलाते और सब को अपने पास बैठाकर प्यार से समझाते। जिससे उनके बच्चों का प्यार अपने पिता के लिए और बढ़ जाता था।अपनी पत्नी को कहते कि उनके भविष्य को बेहतर करने के लिए ही मैं उन्हें कुछ कहता हूं ताकि हमारे बच्चे कहीं गलत रास्ते पर ना जाए।लेकिन जिस पिता ने खुद सारी उम्र संघर्ष एवं परिश्रम किया हो उसके बच्चे कैसे नक्कारा हो सकते हैं।राजाराम की तीन बेटियां थी लेकिन कभी उन्होंने अपने मन को नहीं कोसा समाज के लोग कहते कि तू कुछ करता तो नहीं है और तेरे तीन तीन बेटियां हो गई लेकिन वो उन्हें कहते कि मेरी बेटी ही बेटों के बराबर हैं।जब उनकी बेटियां बड़ी होने लगी तो वह उन्हें सुंदर-सुंदर फ्रॉक व खिलौने लाया करते थे। कभी भी उन्होंने अपनी बेटियों को देखकर अपने मन को नहीं दुखाया बेटियों को हंसता खेलता देखकर हमेशा अपने मन को उत्साहित किया। वह हमेशा बड़े बड़े लेखकों और सफल लोगों की पुस्तकें पढ़ा करते थे। और उन सभी बातों को अपने बच्चो के लिए बताते थे। जीवन के हर मोड़ पर अपने बच्चों का साथ देते थे। उनको कभी एक बंद जिंदगी नहीं जीने दी। इस तरह उन्होंने अपने परिवार और बच्चों को वो सभी खुशियां दी जो उन्हें चाहिए थीं। उनसे जितना हद तक हो सका अपने परिवार और बच्चों के लिए किया। आगे के अध्याय में आपको एक पिता के आदर्श और उसूलों के बारे में बताऊंगी। कैसे उन्होंने एक आदर्श और साधारण जीवन जिया। कैसे लोगों की सहायता की और अपनी छवि को लोगों के दिलों तक पहुंचाया।

आदर्श और उसूल

जीवन की घटना को निरंतर रूप देते हुए अब मैं आगे की कहानी को कहती हूं।राजाराम के आदर्श एवं उसूल। राजाराम अपने उसूलों के पक्के थे उन्होंने न कभी झूठ बोला ना किसी का बुरा सोचा हमेशा सभी की मदद की ।गरीबों की बेटीयो की शादी में गुप्त दान किया । किसी की पैसों से मदद की।किसी को अगर कर्ज पर पैसा भी दिया तो उसका कभी ब्याज नहीं लिया ।हमेशा लोगों की भावनाओं एवं मजबूरी की कद्र की ।किसी का भी किसी भी प्रकार से दिल नही दुखाया । अगर कोई पैसे लेकर किसी कारणवश मना कर देता की मैं नहीं दे पाऊंगा तो उसे कभी पैसे देने के लिए मजबूर नही किया। उनकी जिंदगी का एक उसूल था वो कभी भी गलत का साथ नहीं देते थे हमेशा सही का साथ देते एवं सही के पक्ष रहते थे चाहे उसके लिए उन्हें किसी का भी बुरा ही क्यों न बनना पड़े ।वह सच बात कहने से किसी से नहीं डरते थे चाहे वह उनका परिवार का व्यक्ति हो या उनका कोई हितैषी, उनके लिए गलत बात हमेशा गलत ही रहती थी। ये सभी गुण उन्होंने अपनी मां से सीखे अपनी मां के ही आदर्शो को वो अपनी जिंदगी में मानते थे।अपनी मां का आशीर्वाद एवं भगवान की कृपा और गुरु की शिक्षा इन सभी ने उन्हें इतना गुणवान एवं श्रेष्ठ बना दिया। चलिए उनकी कुछ और विशेषताएं आपको बताती हूं। उनका रोज की दिनचर्या में सुबह जल्दी जागना और फिर पूजा पाठ करना उसके बाद अन्य किसी कार्य को करते थे। दिन में कभी आराम नही करते थे। और रात को भी अपने कार्यों का हिसाब और अगले दिन की कार्यप्रणाली को बनाकर देर तक सोते थे। जब कभी अच्छे या नये कार्य की शुरुआत करते तो मुहूर्त घड़ी देखकर ही किया करते थे। अपनी दिनचर्या और कार्यों के अलावा कभी किसी के पास फालतू नही बैठते ना ही अपना समय बर्बाद करते थे।उनके सभी

नियमों एवं कार्यों में एक अलग ही प्रेम झलकता था उनकी जिंदगी इतनी आरामदायक थी की हर कोई व्यक्ति उनके जैसे उसूलों को सीखना चाहता था। उन्होंने कभी भी किसी भी कार्य को बोझ नहीं समझा। वो किसी भी काम को छोटा नही समझते थे। अपने हर काम और हर पल को एक खास मौके की तरह जिया करते थे।उनके लफ्जों में थक जाने वाला कोई शब्द ही नहीं था। इसी उनके अच्छे व्यवहार के कारण कोई भी उनका दुश्मन नहीं था। उनकी बहुत अच्छे और बड़े लोगों से जान पहचान भी थी। वो भी राजाराम का बहुत सम्मान करते थे।उनके व्यवहार के कारण ही लोग उनसे दूर ही सही मगर हाल-चाल पूछ लिया करते थे।वह अपने बच्चों को भी अपने ही कदमों पर चलते हुए देखना चाहते थे वह अपने बच्चों को कहते की जो दिन में सोता है वह अपने जीवन का अमूल्य समय खो देता है।वह कभी भी अपने बच्चों की सिफारिश करने के लिए स्कूल में नहीं गए और गलतियों पर बच्चों को ही डाटते थे।जब वह अपने बच्चों के स्कूल में जाया करते तो बच्चे भी डर जाते थे कि पापा कहीं हमारी शिकायत टीचरों से ना कर दें। बच्चो को फीस के लिए परेशान न करें इसलिए वह अपने पांच बच्चों की फीस भी एक साथ ही भर दिया करते थे। उनमें किसी प्रकार की कोई गंदी लत नही थी और गंदे लोगों से हमेशा दूरी बनाकर रखते थे। अपने बच्चों के लिए जैसे वो उनके बैंक अकाउंट थे। वो खुद एक बड़ा सरकारी अधिकारी बनना चाहते थे मगर हालातो की वजह से अपने सपने को दबा दिया। लेकिन फिर अपनी जिंदगी को एक सफल व्यक्ति के रूप में जिया। एक नौकरी पेशा आदमी की तरह ही शौक और शांति सुख से जीवन जीते थे।राजाराम के जीवन का एक और किस्सा आपको सुनाती हूं जो आप सभी के मन को गद -गद कर देगा जब वो भरतपुर में अपने परिवार के साथ रहते थे तब उस समय वहां बाढ़ आई थी।बाढ़ इतनी भयंकर थी कि कई लोग बेघर हो गए, कई लोगों के कारोबार बंद हो गए। उस बाढ़ से बहुत लोगों को तकलीफों का सामना करना पड़ा। तब

उसी समय राजाराम की एक परिवार से मुलाकात हुई जिनकी रेल की पटरी बनाने की फैक्ट्री थी। वो एक ब्राह्मण परिवार था। उस बाढ़ की आपदा में उनका घर भी चपेट में आ गया। जिससे उनका पूरा कारोबार फैक्ट्री बंद हो गया और घर में भी काफी नुकसान हो गया। इस घटना से उस परिवार की आर्थिक स्थिति धीरे धीरे बिगड़ने लगी। और उन पर कर्जा होने लगा। उस परिवार के मुखिया कारोबार के बंद होने के बाद शराब पीने लग गए। उनकी एक बेटी और एक बेटा था। बेटा पढ़ाई करके घर पर ही बैठ गया लेकिन उनकी बेटी जो की पढ़ने में होशियार थी वो आगे और पढ़ना चाहती थी। राजाराम की उनसे मुलाकात अपने कारोबार के समय हुई। तब उन्होंने अपनी सारी समस्या राजाराम को बताई। तब राजाराम ने उस परिवार की मदद की। उनकी बेटी को आगे पढ़ाई करने में सहयोग कराया। उनकी बेटी राजाराम को अपना बड़ा भाई मानती थी। उस परिवार की मुलाकात अपने गुरुजी से करवाई और उनको सही मार्गदर्शन दिखाया। उस परिवार की पैसों से भी मदद की जिससे की उनकी कुछ तकलीफे कम हो सके। क्योंकि उनकी बेटी पढ़ने में बहुत होशियार थी तो उन्होंने अपनी पढ़ाई की इच्छा को राजाराम भाई के सामने ही रखा। उनकी बेटी ने अपनी स्थिति को उजागर करते हुए राजाराम भाई को एक पत्र लिखा जिसमे उन्होंने लिखा की वो अपनी आगे की पढ़ाई करना चाहती है मगर उनके पिता के पास पैसे की कमी के कारण वो उन्हें पढ़ा नहीं पा रहे थे और अपनी इच्छा जाहिर करते हुए लिखा की उन्हे आगे पढ़ाई में LLB करनी है और उनका यही सपना था। इस पत्र को पढ़कर राजाराम भाई का दिल उनकी बेटी की पढ़ने के जुनून और मेहनत को देखकर प्रसन्न हो गया और उनकी बेटी की पढ़ाई की जिम्मेदारी खुद उठाई। उनकी आगे की पढ़ाई में बहुत सहयोग किया और धीरे धीरे उस परिवार का दोबारा एक अच्छे पायदान तक आने में राजाराम ने सहयोग किया। आज के समय उस परिवार के मुखिया और उनकी पत्नी तो इस दुनिया में नही है मगर उनकी बेटी एक सरकारी दफ्तर में नौकरी करती है

और वकालत भी करती है। उनकी बेटी आज भी राजाराम के एहसानों को मानती है और कहती है की आज जो कुछ भी हुं अपने बड़े भाई राजाराम की वजह से हुं।अगर राजाराम भाई साहब नहीं होते तो आज मैं इस मुकाम पर नहीं होती । जब भी राजाराम के बच्चों से मिलती है तो उनके पिता का बहुत शुक्रियादा करती हैं। और अपने प्रसंशको को भी बताती है कि इनके पिता ने ही सबसे ज्यादा मदद की थी आज मैं जो कुछ भी हूं इनके पिता की वजह से ही हूं वह ऐसे इंसान थे जिन्होंने हमारा उस वक्त साथ दिया जब हमारे साथ कोई भी नहीं था जब हमें सब लोग छोड़ कर जा चुके थे। उस वक्त राजाराम भाई साहब ने हमारी बहुत मदद की उस इंसान को मैं और मेरा परिवार कभी नहीं भूल सकते और हम उनका बहुत-बहुत धन्यवाद करते हैं।इस तरह उन्होंने लोगों की भी मदद की। उनके हाथ हमेशा सेवा भावना के लिए उठे। यहां तक कहानी पहुंचने के बाद इस कहानी में नया मोड़ आएगा। इससे आगे आपको बहुत ही सुन्दर और आकर्षक भाग सुनने को मिलेगा। आप मेरी इस कहानी से और जुड़ने लगेंगे। और आप अपने आप को राजाराम के किरदार को प्यार करने से रोक नही पाओगे। आगे के अध्याय के लिए जुड़े रहिए राजाराम के किरदार से।

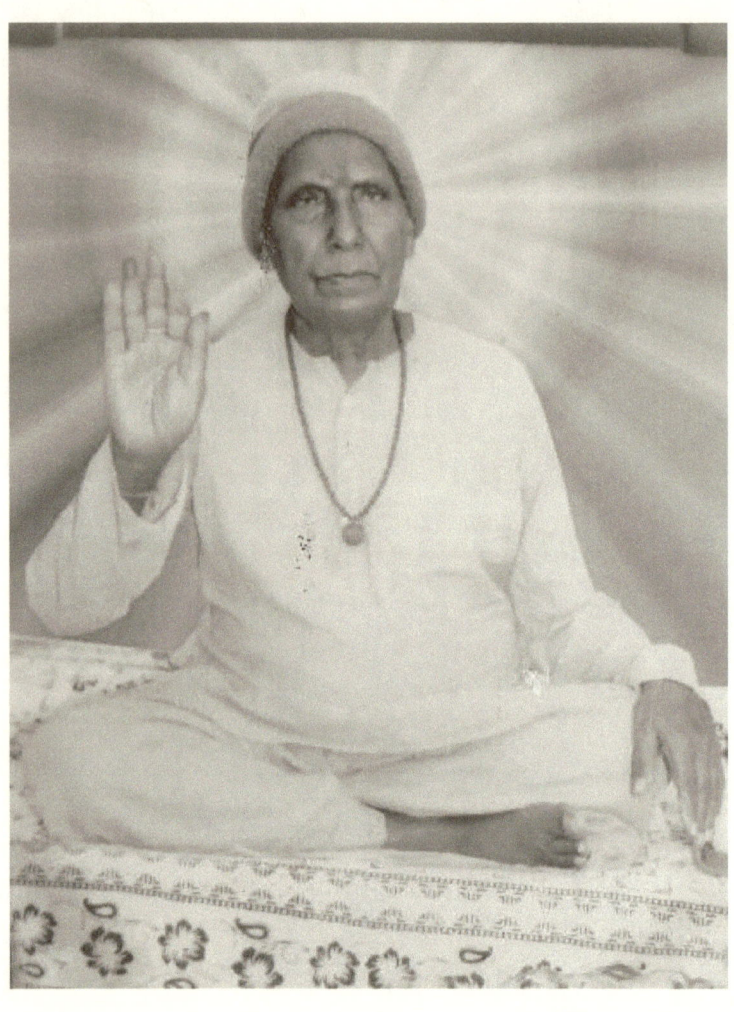

गुरु का आगमन

कहते है की अगर आपको जीवन में सफल होना है तो एक गुरु का होना बहुत आवश्यक है। एक गुरु ही आपको सही गलत की समझ बताता है। एक जीवन में काम आने वाले अच्छे विचारों और उनकी आधारशिला को आपके लिए प्रस्तुत करता है। एक गुरु ही होता है जो आपको सही मार्गदर्शन दिखाता है। ऐसा ही परिवर्तन राजाराम के जीवन में हुआ जब उनके जीवन में एक श्रेष्ठ साधु का आगमन हुआ । गांव में कारोबार चलने के बाद नया कारोबार चलाने के लिए जब राजाराम अपने परिवार को लेकर भरतपुर शहर गए। तब उनकी भेंट एक साधु से हुईउन्होंने उस साधु की सरलता और भगवान के प्रति जुड़ाव और उनके सद्गुण विचारों के प्रति आकर्षित होकर उनको अपने गुरुजी के रूप में स्वीकार कर लिया । गुरु ने उनको ज्ञान–ध्यान का मार्ग दिखाया उन्होंने ही उनको भरतपुर शहर छोड़ कर गांव जाने के लिए कहा । गांव जाने के बाद राजाराम का काम बहुत जोर शोरो से चलने लगा। जब राजाराम ने धीरे धीरे तरक्की की और अपना नाम बनाया ।तब इस बात से प्रवाभित और अपने गुरु के आशीर्वाद से खुश होकर उन्होंने अपने गुरुजी को अपने पास बुलाने का आग्रह किया। इसके बाद उन्होंने अपने गुरुजी के लिए अपने गांव में ही अपनी जमीन पर एक मंदिर और उनके रहने के लिए आश्रम बनवाया। मंदिर बनने के बाद उन्होंने सात दिनों की रामायण पूजा व विशाल भंडारा करवाया। शिष्य की इतनी प्रेम भावना को देखकर गुरुजी ने उस आश्रम में अपना स्थान रखा। गुरुजी की सेवा के लिए उनके साथ उनका एक शिष्य भी आया। जो उनके साथ आश्रम पर ही रहते थे। क्योंकि गुरुजी अपनी वृद्धअवस्था में थे उनका खाना पीना बनाना कपड़े धोना और अन्य सभी कार्य उनके शिष्य ही करते थे। गुरुजी राजाराम को भी बहुत प्रेम करते थे। उन्हें हमेशा एक बेटे की भांति समझाया करते थे कहते कि बेटा तेरे पांच बच्चे हैं खर्चा थोड़ा कम किया कर

और कहते कि "इंसान को जितनी लंबी चादर होती है उतने ही पैर पसारने चाहिए" अधिक खर्च नहीं करना चाहिए तब राजाराम हंस कर उन्हें कहा करते थे की गुरुजी हम जितना खर्च करते हैं उतना ही पैसा हमारे पास बढ़कर आता है गुरुजी राजाराम से बहुत लगाव रखते थे और प्यार से उनको राजा–राजा कहकर पुकारते थे । राजाराम भी अपने गुरुजी की बहुत सेवा करते थे। रोज उनसे मिलने के लिए आश्रम पर जाया करते थे। अपने गृहस्थी जीवन में व्यस्त होने के बाबजूद भी उनसे रोज मिलने आया करते उनसे घंटो भर बातें करते थे। उनके पैर दबाते थे। और उनके साथ हर सुख दुख की बात किया करते थे।गुरुजी उन्हें कहते थे कि बेटा तू मेरा कितना ख्याल रखता है परिवार को भी संभालता है और मेरी सेवा के लिए भी रोज आता है। पूरे दिन दुकान को संभालता है और समय निकालकर मेरी सेवा भी करने चला आता है मेरे पास तो सेवा करने के लिए सेवक (शिष्य) है तु मेरी इतनी चिंता मत किया कर तब राजाराम उन्हें कहते की जब आपका सेवक ही सारे काम कर लेगा तो मैं आपकी सेवा कैसे कर पाऊंगा मुझे भी तो आपकी सेवा का मौका मिलना चाहिए। मेरे भी तो शिष्य के रूप में कुछ फर्ज हैं आपके लिए। तब गुरुजी खुश होकर उनके सिर पर हाथ रख दिया करते थे।गुरुजी जब बीमार होते थे तब राजाराम खुद भी आश्रम पर जाया करते और अपने बच्चों को भी भेजते थे । और जब कभी भी तबियत ज्यादा खराब होती थी तब उनका इलाज भी खुद ही अपने साथ ले जाकर करवाते थे गुरुजी के लिए आश्रम पर जो भी सामान की जरूरत होती थी वही सामान बाजार से लाकर उनके लिए रखा करते थे उनके घर से आश्रम दो-तीन किलोमीटर की दूरी पर था फिर भी दिन में चार-पांच बार जाया करते थे उन्होंने अपने घर के अलावा आश्रम पर भी एक घर ही बसा रखा था वहां हर वह समान था जो घर पर होता है गुरुजी राजाराम को भगवान की बहुत सारी कहानी एवं किस्से सुनाया करते थे । वे खुद भी गुरुजी से कुछ ना कुछ बातें भगवान के बारे में पूछा करते । गुरुजी उन्हें पूजा पाठ करने के महत्व को भी बताते थे। गुरुजी ने उन्हें कई विद्याएं भी सिखायीं। गुरु पूर्णिमा के दिन

हर साल राजाराम वहां हवन पूजा करवाते और प्रसादी वितरण भी करते थे। क्योंकि राजाराम उनको निस्वार्थ भावना से सेवा करना चाहते थे इसलिए उन्होंने अपनी जमीन गुरुजी के लिए दान के रूप में भेंट कर दी। मगर गांव के कुछ लोगों ये बात भी हजम नही हुई। वो राजाराम की तरक्की देख और चिढ़ने लगे। गांव के आश्रम पर गुरुजी से मिलने आने लगे मगर गुरुजी को गांव के लोगों का व्यवहार और उनकी विचारधारा अच्छी नही लगती थी। इसलिए वो उनको मुंह ही नही लगाते थे। मगर गांव के लोग उनके शिष्य, जो कि अभी जवान थे तो उनसे बातचीत कर लिया करते थे। फिर धीरे धीरे गांव के किसी व्यक्ति ने उनके(शिष्य) के मन में लोभ भर दिया। उनसे कहते थे की महाराज जी गुरुजी तो वृद्ध हैं इनके जाने के बाद आप तो अकेले हो जाओगे और आपके पास कुछ है भी नही तो आप कहां जाओगे। इससे अच्छा है दान की जमीन गुरुजी से अपने नाम करा लो और बाद में हमे बेचकर चले जाना। और इस बात से गुरुजी के शिष्य के मन में लोभ लालच आने लगा। शिष्य ने फिर गुरुजी को भी भड़काना शुरु कर दिया। गुरुजी से कहते की आपके जाने के बाद ये आश्रम कुछ काम का नही रहेगा इससे अच्छा है आप इसे बेचकर इसके पैसों को उनके पूर्व के रमणरेती आश्रम को दान में देदें।गुरुजी को ये बात सही नही लगी तो उन्होंने अपने शिष्य से कहा भी की एक बार तुम राजा से बात कर लो मगर शिष्य ने उनकी नही सुनी। शिष्य आश्रम की जमीन को गांव के किसी व्यक्ति को बेचना चाहते थे। मगर जब राजाराम को ये बात पता लगी तब उसने अपनी इज्जत की खातिर क्योंकि वह उनकी पुश्तैनी जमीन थी तो वह जमीन किसी और को न चली जाए। इसलिए बारह लाख रुपए में ही उस जमीन को दोबारा खरीद।इस बात से दुखी होकर उनके गुरूजी ने आश्रम को छोड़कर जाने का फैसला किया और कहा कि जिस बेटे ने हमारी इतनी सेवा की एवं हमें हर प्रकार का सुख दिया उसी की जमीन को बेचकर हम कैसे रह सकते हैं। गुरु जी के मन में खेत की जमीन के लिए बिल्कुल भी कोई बेईमानी नहीं थी इस बात का उन्हें बहुत बुरा लगा और वह इस बात से दुखी होकर उस

आश्रम को छोड़कर अपने उस शिष्य(सेवक)के साथ गोवर्धन चले गए ।वहां जाने के बाद भी वह राजाराम को बहुत याद किया करते थे और अपने शिष्य को कहते कि मुझसे मिलने के लिए मेरे राजा को बुला दो तो इस बात का उनके शिष्य को बहुत बुरा लगता था क्योंकि गुरुजी राजाराम से इतना प्रेम करते थे की यह बात उन्हें अच्छी नहीं लगती थी ।वह गुरुजी को कहते थे कि गुरु जी सेवा तो मैं भी आपकी करता हूं और आप गुणगान उस राजाराम का करते हो तो गुरुजी उन्हें कहते थे कि वह जितनी भी देर मेरे पास बैठता था मेरे हाल-चाल के बारे में पूछता, मेरी फिक्र करता था मेरी हर बात का ध्यान रखता था मगर आप तो मेरा काम करके सारे दिन अपने अलग कमरे में रहते हो ।जितना लगाव उसका मेरे से था उतना आपका नहीं है यह बात उन्हें बहुत बुरी लगती थी लेकिन राजाराम ने उनसे कभी भी द्वेष भावना नहीं रखी।और इस बात को जानते हुए भी वह अपने मन को कभी गिलानी से नहीं भरते। गुरुजी के गोवर्धन जाने के बाद भी वहां भी राजाराम उनसे मिलने जाया करते थे और उनके इलाज के लिए पैसे भी देकर आते थे। गुरुजी अपने प्रिय शिष्य राजाराम को देखते ही बहुत खुश हो जाते थे और अपनी आंखों में आंसू भर लाते थे।उन्हें इस बात का बहुत दुख होता था कि जिस बेटे ने हमारे लिए रहने के लिए आश्रम और पूजा के लिए मंदिर बनाया हमने उसकी ही जमीन को बेचकर उससे पैसे ले लिए लेकिन वह बुढ़ापे के बस में होकर उस महाराज को कुछ कह ना सके इसी बात से दुखी होकर वह इस जगह को छोड़कर चले गए थे लेकिन राजाराम ने उन्हें कभी कुछ भी नहीं कहा था ना खेत बेचने से पहले ना उसको बचने के बाद और वहां भी वह उनसे उस भाव से ही मिलने जाया करते थे जैसे आश्रम पर जाया करते थे ।जब भी उनकी बड़ी बेटी उनसे पूछती कि पापा आपका मन इतना अच्छा क्यों है तो वो अपनी बेटी को समझाते थे की बेटा मेरे ऊपर मेरे गुरुजी का और भगवान का आशीर्वाद है मैं दुनिया की परवाह नहीं करता हूं गुरु जी ने हमें किसी दुख के कारण छोड़ा है हमसे दुखी होकर हमें नहीं छोड़ा ऐसा कहकर अपनी बेटी को समझाकर शांत कर दिया

करते थे। मगर कहते हैं ना की जैसा हम दूसरे के साथ करते हैं वैसा ही हमारे साथ भी होता है। हमारे जो भी गलत कर्म या कहें पाप उनका फैसला आपको अपने इसी जन्म में मिल जाता है। जो पैसे उन्हे राजाराम की जमीन बेचकर मिले थे वो उस शिष्य के पास से किसी ने चोरी कर लिए। और थोड़े समय के बाद गुरुजी अपना शरीर छोड़ गए। इसके बाद उस शिष्य को भी गोवर्धन के आश्रम से निकाल दिया गया।कहते हैं कि व्यक्ति चाहे कैसे ही कर्म करें लेकिन किसी की बद्धदुआ ना ले चाहे राजाराम ने इन बातों के लिए उन्हें कुछ नहीं कहा हो लेकिन उनके परिवार को इसका बहुत दुख हुआ था।उनके इस धोखे का उन सभी बहन -भाइयों के मुंह से और उनकी मां के मुंह से हमेशा उस शिष्य के लिए बहुत गालियां एवं बद्धदुआ निकलती थी।क्योंकि अगर शायद वो ऐसा नहीं करते तो राजाराम का परिवार कर्जे में नहीं आता गलती सिर्फ इतनी थी कि उन्होंने उन पर विश्वास करके उस जमीन को ट्रस्ट में लिख दिया था और गुरुजी के शिष्य के इस धोखे का उनके गुरूजी की आत्मा पर भी गहरा असर हुआ। इसी से दुखी होकर वह अपने मन को भी दुखी रखते थे और अपने शिष्य राजाराम को बार-बार मिलने बुलाया करते थे।उन्हें धीरज दिया करते थे लेकिन राजाराम उन्हें कहते कि गुरुजी कोई बात नहीं मैं और कमा लूंगा आप इतने दुखी मत हुआ करो। तो ऐसा था एक व्यक्ति के जीवन में गुरु की महत्त्वता। ऐसा था एक गुरुजी और उनके एक शिष्य का प्रेम। कैसे राजाराम ने पूरी उम्र पूरी अपने गुरु की सेवा की और उनके बताए मार्गदर्शन पर चले। कैसे उन्होंने खुद का विनम्रता पूर्ण व्यवहार बनाए रखा। और इसके आगे की कहानी मैं आपको अगले भाग में सुनाऊंगी। जहां आपको राजाराम का भगवान के प्रति लगाव दिखेगा।

भगवान से प्रेम

इस भाग में मैं आपको बताऊंगी की कैसे राजाराम अपने जीवन में शुरु से अंत तक भगवान पर विश्वास और आस्था बनाए रखी। उसने कभी भी भगवान के न्याय पर शक नही किया। जैसा भी भगवान ने सुख व दुख उसके जीवन में दिया उन्होंने उसको स्वीकार किया। कभी भगवान से शिकायत नही की। भगवान से जुड़ी राजाराम की एक घटना आपको सुनाती हूं। एक बार जब वह भरतपुर में रहते थे तब एक दिन अपनी दुकान से घर आते समय उनका भयंकर एक्सीडेंट हो गया वह बाइक पर जा रहे थे और बाइक एक ट्रक से टकरा गई। गिरते ही बाइक बहुत दूर तक फिसलती हुई चली गई उस बाइक के नीचे राजाराम का पैर आ गया लेकिन उन्होंने गिरते समय अपने बिहारी को पुकारा कहा की है प्रभु रक्षा करो तब एकदम कुछ आश्चर्यजनक हुआ उनकी बाइक अपने आप ही फिसलते हुए रुक गई और उन्हें गिरते हुए एक छाया सामने खड़ी दिखी। वह छाया कोई और नहीं थी वह बांके बिहारी श्री कृष्णा थे उनके शरीर पर एक भी चोट नहीं आई यह प्रभु की लीला का चमत्कार था।जब भी राजाराम घर में पैसे लाते थे या भट्टे की कमाई के पैसे आते थे तो सबसे पहले अपनी पत्नी को देते थे और कहते की इन पैसों को पहले भगवान के मंदिर में रख दे क्योंकि वही हमें देने वाला है और वही हमसे लेने वाला ।हम तो बस इस दुनिया के भंवरे है वो ही हमें इस माया लिए इधर-उधर भगाता रहता है हमारा कुछ भी नहीं है सब उन्हीं की माया है।जब भी दुकान के पैसे लाया करते थे तो उन्हें भी वह रोजाना घर की मंदिर में पहले रखा करते थे। रोजाना सुबह कोई भी कार्य करने से पहले हमेशा भगवान का भजन ध्यान जरूर किया करते थे।उसके बाद ही घर का कोई दूसरा कार्य होता था ।जब कभी सुबह के समय उनसे कोई मिलने आ जाया करता था तब वह उन्हें बैठने

के लिए बोलते और पहले अपनी भगवान की पूजा पूरी करते थे। अपनी पत्नी और बच्चों को उनके लिए चाय पानी पिलाने के लिए बोलते और अपनी पूजा करने के बाद फिर उनसे मिलते थे।उनका यह नियम ही था चाहे किसी का कितना ही जरूरी काम क्यों ना हो वह अपने पूजा के कर्म के बाद ही उनसे मिला करते थे। अपनी पत्नी को भी बोलते की पूजा के समय घर में शांति बनाए रखा करो। क्योंकि शोर शराबे से मेरा ध्यान विचलित होता है।जब उनके बच्चे छोटे-छोटे थे तो स्कूल जाने के समय जोर-जोर से बोलते और आपस में छोटी-छोटी बातों पर लड़ते झगड़ते तो उनके पिता को पूजा करते समय कभी-कभी बहुत गुस्सा आ जाया करता था। वह बच्चों से तो कुछ भी नहीं कहते थे लेकिन अपनी पत्नी को ही समझाते रहते थे की तुम इन्हें चुपचाप से तैयार करके स्कूल भेज दिया करो ।घर की शांति को भंग मत किया करो और कहते कि जिस दिन मैं पूजा पाठ नहीं करता हूं तो मेरा उस   दिन दूसरे कार्य में मन ही नहीं लगता है   । इसके बाद वो अपने आश्रम पर चले जाते थे। वहां भी जाकर गुरुजी से मिलना और मंदिर में रोज पूजा पाठ करना। मंदिर की साफ करना और गुरु सेवा उनका रोज का नियम था।उन्होंने अपनी जिंदगी की हर घड़ी में भगवान को अपने साथ रखा। उन पर पूर्ण आस्था बनाए रखी। अपने जिंदगी के उतार चढ़ाव में भी भगवान को नही कोसा। अपने पत्नी और बच्चों को भी पूजा पाठ करने की सीख दी। उनको भी अपनी संस्कृति और सभ्यता से जोड़े रखा। हर साल कम से कम एक बड़ी पूजा घर में जरूर करवाते थे। हर साल गुरु पूर्णिमा के दिन एक हवन करवाते और लोगों को भोजन प्रसादी भी करवाते थे। इस तरह राजाराम ने हमेशा अपने ईश्वर पर विश्वास बनाए रखा।

संघर्षशील पिता का खोना

इस अध्याय में आपको पता लगेगा की राजाराम का किरदार आगे क्या भूमिका निभाता है। कैसे एक बेटा इस कहानी में संघर्षशील पिता का शीर्षक बनता है। अब मैं आपको आगे की कहानी सुनाकर बताती हूं।मैने जिस व्यक्ति के बारे में जो कुछ लिखा है वह कोई और नहीं मेरे जीवन के सबसे अहम किरदार मेरे सबसे हृदय के करीब मेरे पापा हैं जो मुझे बहुत प्रिय है मैं मेरे पिता को बहुत ही प्रेम करती हूं जिसको मैं अपने शब्दों में बयान नहीं कर सकती ।मेरे जीवन में मुझे सब कुछ अच्छा मिला मेरे पति ,मेरे दोनो बच्चे ,सास–ससुर ,मां ,भाई–बहन लेकिन मुझे सबसे प्रिय मेरे पापा ही हैं मेरे पापा ही मुझे बहुत अच्छे से समझते जानते हैं मेरे पापा कभी भी किसी भी बहन भाई में किसी प्रकार का भेदभाव नहीं करते।हम सभी बहन भाइयों को यूं ही लगता है कि पापा मुझे सबसे अधिक प्रेम करते हैं लेकिन वह हम पांचो को बराबर प्रेम करते हैं।मेरे पापा अपने जीवन में चाहे एक बड़े अफसर ना बने हो लेकिन वह एक अच्छे पिता अच्छे भाई अच्छे पति अच्छे सेवक अच्छे शिष्य अच्छे इंसान जरूर बने। मैं हूं उनकी सबसे बड़ी बेटी मनीषा चौधरी।मैं उनसे कुछ इस कदर प्रभावित हुईं हूं की इस कहानी को मेरे लेखन का रूप दे रही हूं मुझे इतनी बड़ी दुनिया में मेरे पापा जैसा इंसान कोई भी नहीं दिखता हालांकि मां-बाप तो सभी के ही अच्छे होते हैं और अपने बच्चों के लिए संघर्ष एवं मेहनत करते हैं लेकिन यह पिता वह पिता है जिसने अपने और अपने बच्चों के अलावा परिवार समाज को भी सहारा दिया ।मैं मेरे पिता के आदर्श पर खरी उतरना चाहती हूं। मैं उनके इस जीवन भर के संघर्ष, मेहनत त्याग और बलिदान को अपने लेख से इस दुनिया में सम्मानित करना चाहती हुं।अब तक मैं इस रचना या कहे जीवन की घटना को मेरे पापा की खुशी एवं उनके

प्रेम की खातिर लिख रही थी कि उन्हें भी यह पता चले कि उनकी सबसे बड़ी लाडली बेटी उनसे कितना अधिक प्रेम करती है लेकिन अचानक मेरी जिंदगी ने ऐसा मोड़ लिया जिसे मैं कभी कल्पना भी नहीं कर सकती थी। एक बड़ी घटना के बाद मेरा मानो सब कुछ खत्म हो गया हो।

हमारे जीवन की घड़ी बढ़िया आराम से चल रही थी लेकिन अचानक एक दिन सुबह मेरी छोटी बहन का फोन आता है और वह रोते हुए मुझे कहती है कि दीदी पापा जी की तबीयत बहुत ही ज्यादा खराब है और उन्हें भरतपुर से जयपुर लेकर आए हैं।मैं इतना सुनते ही पूरी कांपने लग गई और जोर-जोर से रोने लगी और भाग कर मैं मेरे भोलेनाथ के चरणों में गिर गई और रोने लगी कि तू ऐसा अन्याय मत कर देना लेकिन भगवान को भी मेरी बात मंजूर नहीं थी वह उनको पहले ही अपने पास बुला चुके थे।मेरी छोटी बहन का फोन 9:00 बजे सुबह आया और मेरे पापा जी की साइलेंट हार्टअटैक से सुबह 8:00 बजे ही आंखें बंद हो गई थी।मैं अपने ससुराल से जल्दी से अपने पति के साथ जयपुर के लिए रवाना हुई मेरे मन में अजीब सी घबराहट ,बेचैनी थी और मैं रोती हुई जयपुर पहुंची लेकिन मेरे पति को सब कुछ पता था क्योंकि मेरे भाइयों ने उन्हें पहले ही फोन कर दिया था लेकिन वह मेरी घबराहट की वजह से मुझे बता नहीं रहे थे जब वह भरतपुर के लिए निकलने लगे तब मुझे शक हुआ और मैं उन्हें चिल्ला चिल्ला कर पूछने लगी और रोने लगी की आप हॉस्पिटल क्यों नहीं जा रहे हो इतना सुनते ही मेरे पति भी रोने लगे और अपनी आंखों को पोंछने लगे और कुछ भी नहीं बोले उस दिन मेरे हृदय के टुकड़े-टुकड़े हो गए और मुझे लगा कि आज मैं सच में पराई हो गई हू। मेरी शादी को 8 साल हो गए थे लेकिन मैंने कभी अपने आप को पराया नहीं समझा था मुझे मेरे दोनों घरों में खूब प्रेम मिलता था।मेरे पापा मुझे बच्चों की तरह प्रेम करते थे जब मैं ससुराल आती तो मुझे बार-बार सीने से लगाते और जब गाड़ी में बैठती तो अपनी आंखों को पोछने लगते वो मुझसे अत्यंत प्रेम करते थे । रोज की तरह

वो आश्रम पर पूजा पाठ करने के लिए जाया करते थे। ऐसे ही जब 25 तारीख को भी सुबह वो इस कार्य के लिए आश्रम पर गए थे तब अचानक उनके सीने में हल्का-हल्का दर्द होने लगा मगर वो अपने काम में लगे रहे। मंदिर की साफ सफाई।सब्जी बोने के लिए मिट्टी की गुड़ाई की। लेकिन जब वह नहाने के लिए बाथरूम जाने लगे तब फिर उन्हे दर्द महसूस हुआ। इसलिए उन्होंने घर पर आकर ही नहाने की सोची।वह जिंदगी का पहला दिन था कि जब वह बिना नहाये वहां से आ गए नहीं तो वह कभी बिना नहाये रहते ही नहीं थे और आकर मेरी मम्मी को कहा कि आशा तू डॉक्टर को बुला मेरे सीने में दर्द हो रहा है।मेरे बड़े भाई ने गांव के कंपाउंडर को फोन कर दिया और वह फौरन घर पर आ गया। उसने उनको दवाई दे दी और इंजेक्शन भी लगा दिया ।उससे पापाजी को कुछ आराम आ गया और वह कंपाउंडर पापाजी के दर्द कम होने का इंतजार कर रहा था और पापा जी के दर्द में आराम भी हो गया लेकिन फिर भी मेरे भाई ने कहा कि पापा जी मैं आपकी भरतपुर जांच करा लाता हूं पापा जी बोले कि बेटा अब आराम है तू तेरा काम कर ले लेकिन मम्मी ने कहा कि काम होते रहेंगे आप तो चलो ।फिर मेरी मम्मी और भाई उन्हें भरतपुर ले गए भरतपुर में जांच की और उनके हार्ट में कुछ नसों को ब्लॉक बताया और डॉक्टर ने कहा कि जयपुर ले जाओ उनके छल्ले डल जाएंगे और यह ठीक हो जाएंगे और कोई दिक्कत नहीं है।मेरी मम्मी और भाई के साथ मेरी बुआ का लड़का भी था वह तीनों उन्हें जयपुर ले आए और पापा जी के भरतपुर के ट्रीटमेंट से आराम भी था।पापा जी बात करते हुए हंसते बोलते हुए और हंसी मजाक करते हुए आराम से सबके साथ गाड़ी में बैठकर आए।रास्ते में उन्होंने खाना खाया चाय पानी पिया और मेरी दोनों बहनों से बड़े ताऊजी से सबसे बात की।लेकिन मेरे से ही मेरे पापा ने दो दिन पहले की बात की थी क्योंकि मेरी ससुराल में घर का काम चल रहा था तो इसलिए वह मुझे कम फोन करते थे कि मेरी बेटी थक जाती होगी इसलिए उसे क्यों परेशान करें ।यही सोचकर उन्होंने उस दिन फोन

नहीं किया कि मनीषा सो गई होगी और वह रात 12:00 बजे जयपुर पहुंच गए और रात को ही उन्होंन जांच करा ली।जांचों की रिपोर्ट सुबह 9:00 बजे आने वाली थी और पापाजी आराम से सब से बातें कर रहे थे मेरा छोटा भाई जयपुर ही था जो प्राइवेट जॉब करता था और वह पापाजी के पास अस्पताल में रात को ही आ गया था 26 अक्टूबर 2023 की सुबह पापा जी उससे ही बात कर रहे थे। दोनों बाप बेटे एक ही बेड पर लेते हुए थे और पापा जी उससे हंस-हंसकर बातें कर रहे थे उसे समझा रहे थे।मेरी मम्मी पास की बेंच पर बैठी हुई थी और उन्हें देख रही थी ।बड़ा भाई रिपोर्ट लेने गया हुआ था और बुआ का लड़का जयपुर में ही अपने बच्चों के पास मिलने चला गया । पापा फोन में भजन सुन रहे थे की अचानक फोन हाथ से गिर गया।फोन के गिरने की आवाज आई तब मेरे छोटे भाई ने कहा कि पापा जी फोन क्यों गिरा दिया तो कोई आवाज ही नहीं आई उसने झट से उठ कर देखा तो पापा जी की आंखें थम गईं थी।मेरी मम्मी पापा को देखकर टेबल से नीचे गिर गई और भाई घबरा गया और जोर-जोर से रोने लगा। बड़ा भाई रिपोर्ट लेकर आ रहा था लेकिन उसके पहुंचने से पहले ही पापा ने उन्हें छोड़ दिया।फिर छोटे भाई ने उन्हें डॉक्टर को दिखाया और डॉक्टर ने भी अपनी कोशिश की लेकिन पापा जी जा चुके थे उस दिन हमारे साथ को उन्होंने छोड़ दिया लेकिन इस बेटी से उन्होंने कुछ भी अच्छा बुरा नहीं कहा। आखिर क्या कुछ समस्याएं और दुख उस पिता के जीवन में आया जिससे वो खुद ही लड़ते हुए इस दुनिया से चले गए।

जीवन की समस्याएं

जीवन की घटना को आगे निरंतर रूप देते हुए मैं मेरे पिताजी की बीमारी का कारण में उनकी कुछ समस्याओं एवं चिताओं को मानती हुं जो उन्हे खराब समय में उठानी झेलनी पड़ी।मेरे पिताजी भट्टे के मालिक थे लेकिन फिर भी उनको अपनी बेटियों की शादी में इधर-उधर से कर्ज उठाना पड़ा क्योंकि उनके परिवार एवं भाइयों ने उनकी कभी मदद नहीं की। वह अकेले ही अपनी समस्याओं से जूझते रहे क्योंकि उनका साथ देने के लिए कोई नहीं था।मेरी शादी तक सब कुछ ठीक था पापा के सभी काम अच्छे चल रहे थे और उनके पास पैसे भी थे उन्होंने मेरी शादी को बड़ी धूमधाम से किया। मेरे बाद मेरी छोटी बहन की शादी की। उसकी शादी को भी पापा ने बढ़िया तरह से कर दिया जितना मेरे लिए उन्होंने दिया उतना ही मेरी छोटी बहन को दिया दोनों बहनों के लिए घर परिवार लड़का एवं सास ससुर बहुत अच्छे मिले।लेकिन तीसरी बहन की शादी में उन्होंने कुछ लोगों से कर्ज उधार ले लिया और आज के समय में कर्ज लेना बहुत बड़ा एवं बुरा काम है।क्योंकि कर्ज की व्याज इंसान को दबाते चली जाती है।भलाई का जमाना तो है ही नहीं मेरे पापा जब किसी को पैसे दिया करते थे तब कोई भी ब्याज नहीं थे क्योंकि ब्याज को वो बहुत बुरा काम समझते थे कहते थे कि बेटा ब्याज का पैसा बुरे कार्यो में ही चला जाता है। क्योंकि किसी की आत्मा को निचोड़ कर या दुखी करके लिया हुआ पैसा कभी बढ़ता नहीं है।यही काम कुछ लोगों ने पापा के साथ किया कर्ज लेने के कारण ही मेरे पापा को चिंता रहती थी लेकिन वह कभी हम पांचो बहन भाइयों को एवं मेरी मम्मी को बताते नहीं थे। हर परेशानी का अपने आप ही हल कर लिया करते थे क्योकि उन्हें जिंदगी जीने का हुनर बहुत अच्छी तरह से आता था लेकिन कहते हैं ना चिंता तो चिता के समान होती है व्यक्ति को

अंदर से कमजोर एवं खोखला कर देती है हम दोनों बहनों की शादी तक पापा बिल्कुल ठीक एवं स्वस्थ थे।लेकिन जैसे ही तीसरी बहन की शादी की बातें चलने लगी तो मेरे पापा थोड़े कमजोर पड़ गए। क्योंकि मेरी छोटी बहन के लिए जब लड़का देखा तो वह अपने फैसले को अच्छे से समझ नहीं पाए।वह लड़का और उसका परिवार एकदम खराब निकले ।वह पैसे के लालची थे। लडका उनका पिता और भाई शराब का सेवन करते थे।जयपुर में मकान दो दो गाड़ियां लड़के का पिता सर्विस में भाई भाभी सर्विस में एवं लड़का प्रॉपर्टी का कार्य करता था। वह दो भाई ही थे और गांव में भी खेती मकान सब कुछ था। मेरे पापा बेटी की खुशी की खातिर उनके घर का ऊपर का आवरण देखकर खुश हो गए लेकिन उस घर की नीव को नहीं देखा ।उनकी चिंता का सबसे बड़ा कारण यही बना बेटी की खुशी एवं सुकून के लिए उन्होंने खुद को भी दाब पर लगा दिया मेरी छोटी बहन की शादी दूसरी बहन के 10 महीने बाद ही हो गई क्योंकि उसकी ससुराल वाले शादी के लिए जल्दी करने लग गए और उस समय कोरोना का समय चल रहा था और पैसों की भी कोई व्यवस्था नहीं थी। तब भी पापा जी ने हम तीनों बहनों को समान रखने के लिए मेरी छोटी बहन को भी उतना ही सब कुछ दिया जितना हम दोनों बहनों को दिया था ।उन्हीं दिनों भट्टे के अन्य हिस्सेदारों ने मेरे पापा जी से बेईमानी करना शुरू कर दिया ।वह भट्टे की कमाई के पैसों को आपस में ही बांट लेते थे और मेरे पापा जी को 2 साल तक एक भी पैसा नहीं दिया और मेरे पापा हम बहनों की शादियों में व्यस्त थे ।इस तरह उनको पैसों के लिए मजबूर होना पड़ा। इसके बाद फिर गुरुजी के शिष्य ने भी आश्रम की जमीन पर धोखेबाजी कर दी। तब भी अपनी इज्जत की खातिर उन्होंने दोबारा अपनी जमीन को खरीदा।इसी से मेरे पापा और भी दबाव में आ गए लेकिन उन्होंने कभी हिम्मत नहीं हारी वह अपनी पूर्वजों की जमीन से बहुत प्रेम करते थे उन्हें गांव में रहना बहुत अच्छा लगता था इसलिए अपने जीते जी अपनी खेती को किसी और के लिए नहीं

देना चाहते थे। इधर मेरी छोटी बहन की शादी में उन्होंने कुछ गांव के लोगों से कर्ज उधार ले लिया और वह कर्ज ब्याज लगाकर दुगना तिगुना हो गया।इसकी उन्हें बहुत ही ज्यादा चिंता रहती थी और यह बात मेरे पापा ने अपने बड़े भाई को भी कई बार कहीं लेकिन उन्होंने उनकी कोई भी मदद नहीं की। मेरे पिता ने सारी उमर संघर्ष किया और संघर्ष करते ही चले गए।

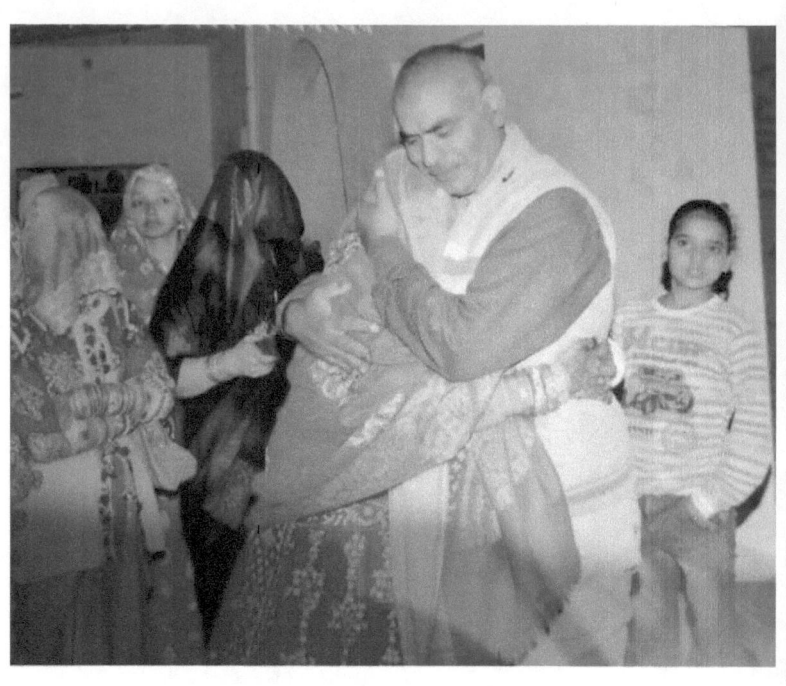

छोटी बेटी का दुख

मैं कहूंगी की बाप ही एक ऐसा प्राणी होता है जो अपने बच्चों की खुशी के लिए अपने आगे पीछे के सभी दुखों को भूल जाता है ऐसा ही कुछ मेरे पापा ने कर लिया था।उन पैसे वालों से मेरी छोटी बहन की शादी करके मेरे पापा को और हमारे परिवार को बहुत बुरी तरह पछताना पड़ा।मेरे पापा मेरी छोटी बहन की तरफ से बहुत दुखी रहा करते थे लेकिन वह हमेशा धैर्य के साथ जीवन को जीते।हम सबको हिम्मत देते और कहते कि बेटा बुरा समय सभी के जीवन में आता है यह भी चला जाएगा और फिर अच्छे दिन आ जाएंगे लेकिन उन्हें क्या पता था कि वह इस दुनिया से खुद ही एक दिन चले जाएंगे और उनकी बेटी को इन दिनों से भी बुरे दिनों का सामना करना पड़ेगा। पापा के जाने के बाद कुछ ऐसा ही हुआ उन लोगों को और हिम्मत मिल गई।उन्होंने मेरी छोटी बहन को और भी ज्यादा परेशान करना शुरू कर दिया वह पापा के लिए रोती तड़पती लेकिन उन्हें कोई फर्क नहीं पड़ता था उन्हें तो इस बात की खुशी थी कि हमारे रास्ते का कांटा हट गया। उनका परिवार मेरी बहन के साथ मारपीट करते और अपने साथ भी नहीं रखते थे।उसे अलग रखते थे वह सहन भी बहुत करती थी लेकिन क्या करें बेचारी पापा के जाने से उनके साथ रहने के लिए मजबूर हो गई। वह सोचती कि और मैं कहां जाऊंगी वह उसके साथ कुछ भी करते और वह हमें कुछ बताती भी नहीं थी। उसके पति ने भी मेरे पापा जी को कई बार भला बुरा कहा इस बात का मेरे पापा को बहुत दुख था। जब मैं पूछा करती तो पापा जी कुछ नहीं बताया करते थे कई बार छोटी बहन की बातें करके रोने लगते और कहते की बेटा मेरी बेटी के लिए बहुत ही दुख निकल आए हैं।वह वहां बहुत दुखी रहती है मैंने मेरे उस धैर्यवान पिता को कभी कमजोर होता हुआ नहीं देखा था लेकिन मेरी छोटी बहन के दुखों के आगे

उन्होंने अपने घुटने टेक दिए थे। वह उसकी बातें करके कई बार रो जाया करते थे। लेकिन क्या बताएं उस बाप का दुख जिसने अपनी फूल जैसी बेटियों को इतने लाड प्यार से पाला पोसा और उसकी बेटी के जीवन में इतने सारे कष्ट मिल गए हो। जब बेटी दुखी होती है तो सबसे ज्यादा दुख मां-बाप को होता है ऐसा ही दुख मेरे पापा को था। वह हमें इतना प्यार करते थे की उसे लिख पाना असंभव है। हमारे पापा हमारे लिए सब कुछ थे दुनिया की हर वस्तु हमें पिता के सामने फीकी लगती थी। पिता जैसा इस दुनिया में ना कोई होता है और ना ही कोई होगा बाप आखिर बाप ही होता है। बाप शब्द देखने में छोटा सा प्रतीत होता है लेकिन बाप शब्द के अंदर पूरा संसार समाया हुआ है उसकी गहनता को देखा जाए तो उसका कोई अनुमान नहीं लगाया जा सकता। पिताजी के जाने का दुख हम सभी को है लेकिन सबसे ज्यादा दुख मेरी छोटी बहन को है क्योंकि उसका जीने का सहारा मेरे पापा ही थे वह जब ससुराल में दुखी हुआ करती तो पापा जी से फोन पर बात कर लेती और पापा उसे समझाकर शांत कर दिया करते थे और प्यार भी करते थे उसके बच्चे को भी खूब लाड़ करते थे। पापा के प्रेम के आगे मेरी बहन ससुराल के दुखों को भूल जाया करती क्योंकि उसके जीने की शक्ति हमारे पिताजी थे लेकिन वह शक्ति भी उसकी अब खत्म हो गई। मेरे पापा हम सभी का इतना ध्यान रखते थे जैसे हम कोई राजा के बच्चे हों। हमें यूं लगता था जैसे सबसे ज्यादा चिंता पापा को मेरी है लेकिन वह तो सबकी चिंता करते थे मैं मेरे पापा को सबसे ज्यादा समझती हूं और मुझे उनकी बहुत ही फिक्र रहती थी लेकिन भगवान ने हमें उस मोड पर खड़ा कर दिया जिस पर आगे पीछे कोई भी नहीं है। भाई भी छोटे हैं और मां मेरी भोली सी है। छोटी बहन को भी उसके ससुराल से लाकर मां के पास छोड़ रखा है क्योंकि रोजाना परेशान होने से अच्छा है कहीं शांति से चैन की सांस ली जाए।

बेटियां पराई हैं

एक पिता के जीवन में सबसे बड़ा दुख उसकी बेटी का था। इसी दुख से वो टूट चुके थे।वह मुझसे और मेरी छोटी बहन की तरफ से बहुत खुश रहते थे लेकिन तीसरी बहन की बहुत ही चिंता करते थे क्योंकि उसके ससुराल में ही उसे सुख नहीं था। उसकी तरफ से उनका मन बहुत दुखी रहता था और उनका ये ही दुख मुझे अंदर ही अंदर काटता रहता था क्योंकि मैं मेरे पापा जी से इतना प्रेम करती थी की उनका जरा सा दुख या कोई भी परेशानी मेरी परेशानी बन जाती थी। मैं उन्हें देखकर ही यह जान जाती थी कि मेरे पापा के मन में कोई बात है जो मुझे बता नहीं रहे हैं। यूं कहते हैं की सच्चे प्रेम में मां-बाप का बेटा बेटियों को और बेटा बेटियों को मां-बाप का सब कुछ पता चल ही जाता है। जिस प्रकार हमारे पापा हमारा चेहरा देखकर पढ़ लिया करते थे वैसे ही मैं उन्हें देखकर यह जान जाती थी कि पापा कोई ना कोई बात से दुखी है और मैं उन्हें पूछा भी करती थी।मेरे पापा मुझ पर बिल्कुल भी गुस्सा नहीं करते थे और छोटी बहन के बारे में बात करते रहते।मुझे उनके जाने से ज्यादा इस बात का दुख है कि मेरे पापा को मेरी छोटी बहन की जिंदगी का बहुत दुख था क्योंकि वह सभी बहन भाइयों में सबसे ज्यादा सीधी थी इसलिए पापा जी को उसकी बहुत ही फिक्र रहती थी।दुनिया में ऐसे भी इंसान होते हैं जो किसी मां-बाप की बेटी हो सुख चैन से नहीं रखते हैं।जिस पिता ने अपने बच्चों को इतने प्रेम से पाला हो उसका दर्द वही जानता है जब कोई उसकी बेटी को परेशान करता है। मेरे पापा जी के जीवन में सबसे पहला और आखिरी दुख यही आया था की उनकी बेटी को किसी ने परेशान किया।वह बेटी के बंधन को देखते हुए उनके साथ कुछ कर ना सके।बेटी के सामने यह सब सहते रहे कि इसका घर कहीं मेरी वजह से खराब न हो जाए ।पापा जी यूं कहते थे कि

किसी के जाने से जिंदगी रूकती नहीं है लेकिन किसी के जाने का दुख हृदय में हमेशा बना रहता है।वक्त- वक्त पर उस इंसान की बहुत कमी महसूस होती है।जीवन में तो सब कुछ ठीक हो जाएगा लेकिन मैं उन लोगों को कभी माफ नहीं करूंगी जिन्होंने मेरे पिता को इतना दुखी किया और ना ही मैं मेरे पिता को कभी भूल पाऊंगी उनके न होने का दर्द सीने में कांटे की तरह चुभता है।मन को समझा समझा कर जीती हूं। हे भगवान मेरे पापाजी की आत्मा को शांति देना और उन्हें अपने चरणों में स्थान देना क्योंकि वह शुरू से आखरी तक आपका ही भजन- ध्यान एवं स्मरण करते हुए चले गए उन्होंने तुम्हारे सामने किसी का भी साथ नहीं चाहा था।वह आपको ही सब कुछ मानते थे और आपके ऊपर विश्वास करते थे पर न जाने आपने उनकी इस बात को क्यों नहीं समझा। मेरे पिता ने इतना संघर्ष जीवनभर किया मगर जब उन्हें जीवन का असली सुख मिलता, जब उनके बच्चे उनकी सेवा करते तब ही वो हमें छोड़ कर चले गए।घर में सब कुछ होते हुए भी वह एक काम अपने जैसा मेरे भाइयों के लिए छोड़ कर गए हैं।जैसे उन्होंने अपने घर को गरीबी से उठाया था वैसा ही संघर्ष मेरे भाइयों को करना पड़ेगा। वो अपने बच्चों को संघर्ष की राह पर छोड़ कर गए हैं। की अब तुम कमाना और जो मैंने पैसा लिया था उसे अपनी मेहनत के बल पर चुकाना। वो हमेशा हमें भगवान पर भरोसा करने को कहते थे।पापा के जाने के बाद मेरे भाई इतना समझने लग गए हैं कि वो मुझे रोती हुई को समझाते हैं और कहते हैं कि जीजी हम हैं तुम चिंता मत करो।सबसे छोटा भाई बहुत ही ज्यादा समझता है। पापा के सामने वही सबसे ज्यादा बदमाशी और शरारत करता था और आज वह पापा के जाने के बाद हमें समझता है और अपनी जिम्मेदारियां को समझने की कोशिश करता है। कभी-कभी मन को दुखी करके कहता है की जीजी अब जीने का मतलब ही खत्म हो गया हम क्यों जी रहे हैं पापा के बिना अब क्या काम है।जिंदगी क्यों चल रही है हमारी फिर मैं उसे समझा कर कहती हूं की भैया हमारे लिए और मम्मी के लिए जीना

होगा।मां-बाप तो सभी के प्रेम करते हैं लेकिन हमारे पिता ने हमें वह संस्कार दिए हैं जिन्हें कभी भी भूला नहीं जा सकता। मैं उनके जीने के तरीके को मेरे दिल से बार-बार आदर और सम्मान देती हूं कि मेरे पापा जैसा हर व्यक्ति अपने परिवार को संस्कारों से एवं सुख शांति से सुशोभित करे।मां-बाप के संस्कार ही बच्चों के कर्मों को तय करते हैं।मैं उस "कांच की तरह साफ हृदय वाले "पिता के आंसुओं को कभी नहीं भूल सकती जिनमें इतना प्रेम एवं मोह भरा हुआ था। अपनी बेटियों के लिए वही पिता रो सकता है जिसने अपनी पूरी जिंदगी की कमाई उनकी पढ़ाई लिखाई एवं उनके लिए उनकी जिंदगी बनाने में लगाई हो।अपने बेटों से भी बढ़कर प्रेम दिया हो जब उसकी बेटियां किसी के घर दुखी होती हैं तो उस पिता का हृदय भी टूट जाता है। मेरी छोटी बहन के दुख ने उन्हें अंदर से कमजोर कर दिया था मुझे आज तक उस ईश्वर से कोई भी शिकायत नहीं थी लेकिन एक बात मैं उस ईश्वर से सारी उम्र कहती रहूंगी की इतने अच्छे इंसान की बेटी की जिंदगी में इतना दुख क्यों दिया।एक पिता अपने फैसले को कोसता रहा और इसी दुख में इस दुनिया से चला गया। मेरे पिता ने अपने जीवन में इतना संघर्ष एवं उतार चढ़ाव कष्ट सब कुछ इतनी सी उम्र में ही देख लिया था।जब किसी पिता की संतान किसी दूसरे की वजह से दुखी होती है तो इसके लिए वह पिता कुछ कर भी नहीं सकता। एक बेटी के भविष्य की डोर पिता के ही हाथ में होती हैं अगर वहां ही उसकी बेटी का भविष्य गलत मोड़ लेले तो एक पिता के मन को बहुत ठेस पहुंचती है।बेटियां तो दूसरों के घर की धरोहर होती है।

पिता से आखिरी भेंट

मैं मेरे पापाजी से आखिरी बार जन्माष्टमी पर मिलने गई थी। जब मैं घर पर गई थी तब मैंने घर पर किसी को बताया नहीं था क्योंकि मैं यह सोच कर गई थी कि जब अचानक से मैं घर जाऊंगी तो मुझे देखकर वहां सब बहुत खुश हो जाएंगे लेकिन जब मैं घर से निकली तो रास्ते में मेरे भाई के पास मेरे पापा जी का फोन आया और फिर उन्होंने हंस कर कहा की बेटा मनीषा को लेकर घर आ रहा है क्या? मेरे भाई ने पापा जी को कहा कि हां पापा जी मैं दीदी को अपने साथ घर लेकर आ रहा हूं दीदी दो दिन के लिए मिलने के लिए आ रही है फिर मैंने उन्हें पूछा कि आपको कैसे पता चला कि मैं घर आ रही हूं तो उन्होंने मुझे बहुत ही सुंदर सा जवाब दिया की बेटा बाप हूं तेरा मुझे सब पता है कि तू घर आ रही है । वह हम सब से मिलने के लिए बहुत ही बेसब्री से इंतजार करते थेजब मैं घर पहुंची तो मेरे पापा गेट पर खड़े थे। वो मुझे देख कर मुस्कराए फिर मुझे गले से लगा लिया। जब भी मैं मेरे घर जाया करती थी तब मेरे पापाजी मेरी गाड़ी का हॉर्न सुनते ही गेट पर आ जाया करते थे। इतनी खुशी होती थी उन्हें मेरे घर पर जाने की, की अब यही बात हमेशा मन को दुखी करती है कि अब गेट पर कोई भी नहीं मिलता है और वहां जाकर निगाहें पापा जी को ढूंढते रहती है और मम्मी और मेरे भाई -बहन उदास से खड़े हुए मिलते हैं मुझे उस दिन उन्होंने कई बार अपने सीने से लगाया और मेरे सिर पर बार-बार हाथ रखते उनके हाथ से मेरे दिल को इतना सुकून मिलता था कि वह सुकून इस दुनिया में कहीं भी नहीं मिल सकता।उस हाथ में इतना यश था कि फिर सभी चिंता मिट जाती थी और फिर मेरे बाद मेरे पापा ने मेरे बच्चों को अपनी गोदी में उठाया और उन्हें भी बहुत प्रेम किया और फिर अंदर ले गए।अंदर ले जाकर छोटी बहन को कहा की बेटा मनीषा के लिए चाय पानी

बना।जीजी के लिए कुछ खाने के लिए ला इन सबको भूख लग गई होगी इतनी दूर से आए हैं फिर हंस कर उन्होंने कहा की मनीषा के लिए तो चटनी और रोटी ही लिया उसे तो 3 दिन की सब्जी रोटियां भी अच्छी लगती हैं और कुछ भी नहीं खाती है। इतनी फिक्र रहती थी उन्हें सभी बच्चों की। जब मैं मिलने के लिए जाया करती थी तो मेरी मां को कहते कि अब मेरी बेटी की पसंद का ही खाना बनाना। रोजाना अलग-अलग पकवान बनवाया करते थे मेरे लिए।मुझे आलू के पराठे बहुत अच्छे लगते थे तो मेरे पापा जी मम्मी को हमेशा आलू के पराठे बनाने के लिए जरूर कहते थे कि मेरी बेटी अपनी ससुराल जाए उससे पहले इसके लिए बहुत सारे आलू के पराठे बना कर खिला देना। इस दुनिया में मैं हर चीज को भूलने की कोशिश कर सकती हूं लेकिन मेरे पापा को आखिरी सांस तक नहीं भूल पाऊंगी।मेरी छोटी बहन का इतना दुख एवं उसकी शादी में लिए हुए कर्ज की चिंता इतना सब कुछ होने के बाद भी वह हमेशा खुश एवं मुस्कुराते रहते थे। हमेशा हिम्मत से काम करते थे और हमें और हमारी मम्मी को भी हिम्मत देते रहते थे।वह हमारी एनर्जी थे। उस दिन पापाजी चारपाई पर बैठे हुए थे और मैं कुर्सी पर।मुझे देख देख कर मन ही मन मुस्कुरा रहे थे लेकिन मुझे उनके माथे पर चिंता की लकीरें स्पष्ट दिख रही थी वो जानते थे कि मेरी मनीषा मेरी बहुत चिंता करती है इसलिए मेरे सामने मुस्कुराया करते थे और कुछ भी नहीं बताते थे। मेरी मम्मी और भाइयों को भी मना करते थे कि जीजी को कुछ मत बताया करो वह बहुत सोचती है हमारे लिए। उसका मन दुखी हो जाता है लेकिन मैं उन्हें देखकर ही जान लिया करती थी कि मेरे पापा दुखी है या कोई चिंता में है। मैं जब भी उनसे वीडियो कॉल पर बात करती थी तो उनसे कहती कि पापा जी आप ठीक हो तो कहते कि हां बेटा मैं ठीक हूं और खुश भी हूं। वह कहते बेटा मैं बहुत खुश हूं तू चिंता मत किया कर।ना कुछ जानते हुए भी उन्हें कहती रहती थी कि मुझे आप ही चाहिए और आपसे बढ़कर कुछ भी नहीं है। वह कहते की बेटा सब ठीक हो

जाएगा और पहले जैसे दिन वापस आ जाएंगे यह जिंदगी है इसमें सभी प्रकार के उतार-चढ़ाव आते ही रहते हैं। लेकिन इंसान को हमेशा मजबूती से खड़े रहना चाहिए यह कहकर मुझे समझा दिया करते थे ।मेरी ससुराल दूर होने के कारण मैं एक साल में मिलने जाती थी लेकिन यह भगवान का ही कोई इशारा था कि मैं मेरे बड़े ताऊजी के जाने के बाद जल्दी ही उनसे वापस मिलने जन्माष्टमी पर मेरे छोटे भाई के साथ गई थी। वहां जाकर मेरे मम्मी पापा से खूब बातचीत की और फिर रात को ही मथुरा वृंदावन जाने का प्लान भी बना लिया था मेरे मन में यह था कि पापा जी थोड़ा मंदिरों में भगवान के दर्शन करेंगे और कुछ घूमेंगे फिरेंगे तो उनका मन कुछ ठीक हो जाएगा क्योंकि मेरे बड़े ताऊ जी के जाने के बाद वह बहुत दुखी हो गए थे। उनकी बातें करते-करते कभी-कभी आंखों में आंसू भी ले आया करते थे इसीलिए उनकी मन की शांति के लिए मंदिर जाने का सोचा था।सुबह 7:00 बजे हम वृंदावन के लिए पापा जी और बच्चों के साथ रवाना हुए पूरा परिवार वृंदावन घूमने गाड़ी से गया।रास्ते में खूब सारी बातें करते हुए गए और सभी लोग बहुत खुश थे। वहां जाकर सबसे पहले प्रेम मंदिर के दर्शन किए वहीं एक होटल में खाना खाया उसके बाद फिर रमणरेती गये । वहां मंदिरो के दर्शन के बाद फिर मथुरा गये।सभी मंदिरों के दर्शन करके वापस आते समय घर से जो खाना लेकर गए थे वह सब ने मिल बाट कर खाया।फिर शाम को लेट तक घर वापस आए। अपने घर जाने का सुकून बहुत ही चैन भरा सुकून होता था। वहां जाकर मैं मेरी सारी समस्याओं को भूल जाया करती थी। मुझसे कहते थे की बेटी मैं तेरे ससुराल की तरफ से तेरे लिए बहुत खुश हूं कि वह लोग तुझे बहुत प्रेम से रखते हैं। मां बाप के लिए उनके बेटा बेटी की खुशी ही बहुत बड़ी खुशी होती है अगर बेटा बेटी दुखी होते हैं तो वो उनसे भी ज्यादा दुखी हो जाते हैं।

एक बात फिर से कहूंगी कि मेरी शादी को अब तक 9 साल बीत चुके हैं लेकिन मैने खुद को अभी तक पराया नहीं माना था लेकिन अब पापा जी के

जाने से मैं सच में परायी हो गई हूं क्योंकि अब तक कभी परायेपन का एहसास हुआ ही नहीं था लेकिन अब हर वक्त पर पराएपन का एहसास होता है जब मैं मेरे घर से अपनी ससुराल आती थी तो मेरे पिता मेरी गाड़ी के पास खडे हो जाते और मुझे देख देख कर खुश होते मन में दुख भरा रहता मेरे घर से आने का और ऊपर से हंसते रहते थे और जैसे ही मेरी गाड़ी गेट से निकलती मेरे पिता अपनी आंखें पहुंचने लगते थे और मुझे कहते की बेटा तू जा मैं बहुत खुश हूं।जब मैं आखरी बार उनसे मिलकर जन्माष्टमी पर वापस आ रही थी तो मेरी गाड़ी के पास खड़े होकर गाड़ी की खिड़की में झुककर मुझे और मेरी छोटी बहन को देख रहे थे उनके पास मेरी मां भी खड़ी हुई थी और दोनों मन ही मन बहुत दुखी हो रहे थे तब मैंने जोर से हंस कर उन्हें कहा कि पापा मम्मी आपकी बेटी हस रही है अब आप भी हस जाओ इस बात को सुनकर अपनी आंखों में आंसू भरकर मुस्कुरा दिए और मुझे कह रहे थे की बेटा ले हस गया मैं तुम दोनों बहन अच्छे से जाना और पहुंचकर मुझे फोन कर देना जब मैं घर से आ जाती तो मेरी ससुराल पहुंचने से पहले दो-तीन बार फोन कर लिया करते थे और कहते की बेटा तेरे एवं बच्चों के बिना घर सूना-सूना हो गया तू पहुंच गई क्या इतना प्रेम था अपने बच्चों के लिए उनका। कैसे उन्होंने सबको एक जैसा प्रेम दिया इसकी चर्चा अगले भाग में करूंगी।

मेरा बचपन

मेरे बचपन की बहुत सी बातें हैं जिन्हे सोच कर मैं वापस बचपन में जीने की कल्पना करती हूं। मेरे माता पिता ने मेरी और मेरे भाई बहनों की परवरिश खूब लाड प्यार से की। उन्होंने हर वक्त हमारी खुशी और इच्छा को पूरा किया। कभी किसी चीज की कमी महसूस नही होने दी। जब कभी भी स्कूल के दिनों को याद करती हूं तो मन करता है की जा बैठूं उन कक्षा में वापस, फिर से वो दोस्त और शिक्षक वापस आ जाए। जब गांव के स्कूल में पढ़ने जाते थे तो एक प्लास्टिक की चटाई और स्लेट पेंसिल ले जाते थे पूरे दिन एक दूसरे के साथ मिल जुल कर पढ़ाई करना, मस्ती करना। मास्टर जी भी अपनी मस्ती में मस्त और उधर बच्चे भी अपनी मस्ती में मस्त। जैसे जैसे बड़े हुए आगे की कक्षाओं में बढ़ते गए। पापा द्वारा दिलाई गई नई कॉपी किताब, ड्रेस, बैग आदि लेकर और पहनकर स्कूल जाते थे तो उससे कीमती हमें कुछ भी नही लगता था। ड्रेस की नयी नयी खुशबू हमें हमेशा प्रसन्न और मन को सुकून देने वाली लगती थी। किताबों को संजोकर उन्हें कवर वगेरह चढ़ाकर उन्हें अच्छा बनाते थे। स्कूल की दिनचर्या ऐसी थी की सुबह सुबह सभी भाई–बहन नहा धोकर जल्दी तैयार होते थे। मैं और मम्मी ही चारों भाई बहनों को तैयार करते थे। सुबह की जल्दबाजी में एक दूसरे से प्यार भरी नोकझोंक करना, एक दूसरे की टाई बेल्ट को छुपा देना हमे बहुत सुकून देती थी। मम्मी इतनी देर में हमारे लिए चूल्हे पर गरम गरम खाना बना देती थी लेकिन इससे पहले की वो हमारे लिए टिफिन लगाएं हम सभी भाई बहन एक ही थाली में खाना खाने के लिए बैठ जाते थे। चूल्हे पर बनी मां के हाथ की सब्जी रोटी बहुत ही स्वाद लगती थी मानो इससे अच्छा और स्वादिष्ट भोजन हो ही न इस दुनिया में। भाई बहन तो जल्दी खाना खाकर अपना टिफिन लेकर स्कूल जाने के लिए तैयार हो जाते थे मैं ही अपना

खाना खाने के चक्कर में अक्सर स्कूल की बस निकाल दिया करती थी फिर लेट होने के बाद पापा मुझे बाइक से स्कूल छुड़वाते थे। स्कूल में पढ़ाई करने के बाद छुट्टी में स्कूल से आने की जल्दी रहती थी । स्कूल से आते ही फिर दोबारा खाना खाते थे फिर एक ही बिस्तर पर पांचों बहन भाई दोपहर की नींद लेते थे। शाम की मां के हाथ की चाय को गप्पे लड़ाकर व तीखी मीठी बातें करते हुए पीते थे। उसके बाद गांव के बच्चों और अपने दोस्तों के साथ खेलने के लिए आंगन में चले जाते थे। शाम ढलते ही घर आकर शाम की आरती सभी बहन भाई एक साथ ही करते थे। इतने में मम्मी खाना बना देती थी। खाना सभी भाई बहन और मम्मी पापा सब एक साथ खाते थे । खाना खाने के बाद अपने स्कूल का गृहकार्य करना व पढ़ाई लिखाई कर आराम से मीठी सी नींद सो जाना। बस यही बचपन था जिसे मैं दोबारा जीना चाहती हूं। बचपन बहुत ही प्यारा लम्हा होता है। बचपन ही एक ऐसा समय होता है जिसे हर कोई याद करता है और दोबारा जीना चाहता है मगर यह वापस तो नही आता बस यादें ही रह जाती हैं। बचपन में एक दूसरे के प्रति लगाव निस्वार्थ बना रहता है। सब प्रेम की भावना से रहते हैं । बचपन में न तो किसी बात का घमंड रहता है न ही किसी के प्रति दुश्मनी और ईर्शा का व्यवहार । सब कुछ मानो एक परिवार ही हो।

बच्चों के लिए पिता का स्नेह।

मैं मेरे बचपन के मेरे पापा के साथ बीते कुछ लम्हों से रूबरू कराती हूं।जब मैं छोटी थी तो मुझे मिर्गी के दौड़े आते थे मेरे पापा जी ने न जाने किस-किस से मेरे लिए देशी दवाइयां दिलाई और बहुत सारे डॉक्टर को भी दिखाया।कभी-कभी तो रातों को अकेले ही ऐसी डरावनी जगह ले जाया करते थे जहा अजीब सा डर लगता था और कई बार मंदिरों में बाबा से झाड़ा लगवा कर लाया करते थे। बारिश के दिनों की बात है एक बार मेरे पैर में एक पीड़ा हो गई थी तो मेरे पापा मुझे गांव में जो चिकित्सालय होते हैं उसमें दवाई लगवाने ले जाया करते थे तब मैं बहुत छोटी थी। जहां चिकित्सालय था वहां पर बारिश का पानी भर जाया करता था तो मेरे पापा मुझे गोदी में लेकर बहुत गहरे पानी को पार करते थे जो कभी-कभी उनकी कमर तक आ जाता था ।जब मैं बीमार हो जाती थी तो पापा जी बार-बार सर पर हाथ फेर कर पूछते बेटा तू ठीक है क्या। तब मैं उन्हें कहती कि पापा जी आप थोड़ी देर मेरे पास लेट कर मुझे अपने सीने से लगाकर सुला लो मैं ठीक हो जाऊंगी ।जब पापा जी हंसकर मेरे पास लेट जाया करते थे और मुझे अपने सीने से लगाकर सर पर हाथ फेरते रहते और बीमारी जैसे गायब होने लगती थी। थोड़े समय बाद मुझे पापाजी ने किसी बाबा से लाकर मिर्गी की देशी दवाई दी उसको लेने के बाद मैं हमेशा के लिए ठीक हो गई।जब मुझे बचपन में मिर्गी के दौरे आया करते थे तब मैं कोई तीसरी चौथी कक्षा में होगी तो मेरे पापा मम्मी मेरे हाथ पैरो को जोर-जोर से मसला करते थे और मेरे मुंह में से झाग निकालना शुरू हो जाता था और मेरी दम घुटने लगती थी ।उस समय मेरे पापा मम्मी मेरा बहुत ध्यान रखते थे लेकिन मेरे पापा ने मेरा इलाज करवा कर उस बीमारी को हमेशा के लिए खो दिया था आज मैं 31 साल की हो गई मुझे कभी किसी भी प्रकार की

बीमारी या कोई भी दुख नहीं मिला।मैं बहुत खुश थी। जब हम छोटे-छोटे थे तब मेरा छोटा भाई बहुत बीमार हो जाया करता था उसे लेकर मेरे मम्मी पापा कभी सुबह जल्दी चले जाते कभी रात को ले जाया करते थे।जब मेरे मम्मी पापा रात को आते समय लेट हो जाते तो चारों बहन भाई घर पर भूखे ही घूमते रहते थे क्योंकि उस समय हम सभी बहन भाई बहुत छोटे थे मम्मी हॉस्पिटल से आकर हम सबके लिए खाना पीना बनाती थी।हमें खिलाया करती थी और जब मेरी मम्मी बीमार हो जाती थी तो हमारे पापा जी हमें अंगीठी में (बाटी) बनाकर खिलाते थे क्योंकि उन्हें रोटी बनाना नहीं आता था।मेरे पापा हमें बाटी बनाकर और उनके ऊपर अच्छा सा घी लगाकर सभी बहन भाइयों को खिलाया करते थे।वह बाटी इतनी स्वाद लगती थी इसके स्वाद का अंत ही नहीं होता था हम कैसे भूल जाए उन दिनों को जब हमारे माता-पिता ने इतना दुख सहन करके हम सभी बहन भाइयों को पाला पोसा था जब हम बड़े-बड़े हुए तो हमारे पापा हमारे लिए जो भी लाया करते थे उसे सभी बहन भाइयों के लिए समान देते थे और हमसे ज्यादा खुद लाकर खुश हुआ करते थे।उन्होंने कभी भी हमारे मन को नहीं मारा था हमने जो भी मांगा वही हमें उन्होंने बहुत प्रेम से दिलाया।जब हमारी मम्मी के साथ हमें कही मेले में या कोई मंदिर में भेजा करते थे तो मेरी मम्मी को कहते थे की बच्चे जो खाने के लिए मांगे वो इन्हें खिला देना किसी को रुलाना मत और मेरी मम्मी को जरूरत से ज्यादा पैसे देकर भेजते थे। मेरे पापा खुले हाथ के थे कभी लोभ लालच नहीं किया करते थे ।यह कहते थे कि हम जितना खर्च करते हैं उतना ही धन घर में आता है और यही बात मुझे समझाते थे की बेटा भविष्य में कभी तू अपने बच्चों की खुशियों को मत मारना क्योंकि बच्चों की खुशी ही मां-बाप के लिए सबसे बड़ी खुशी होती है और हम अपने बच्चों के लिए ही सब कुछ करते हैं। इतने बड़े-बड़े होने के बाद भी हमने जो भी मांगा वही हमें दिया चाहे खुद की जेब मे एक भी पैसा नहीं था लेकिन हमें कभी भी किसी चीज के लिए मना नही

किया।कहते बेटा तुम जो करना चाहते हो वह कर लो पढ़ाई करो तैयारी करो मैं सब संभाल लूंगा और आज पापा जी के जाने के बाद कोई भी अपने परिवार के लोग हमारे पास तक नहीं आते हैं 12 दिन तक तो सब हमारे पास ही रहे और हमें दिलासा देते रहे लेकिन जैसे ही 12 दिन पूरे हुए सभी अपने-अपने घर निकल गए किसी ने आज तक मुड़कर भी यह नहीं पूछा कि तुम भूखे हो या प्यासे हो।ऐसा है आज का जमाना इस दुनिया में अपने माता-पिता के सिवा कोई भी अपना सगा नहीं होता है यह मतलब की दुनिया है यहा मतलब से ही सब अपना रिश्ता रखते हैं।इन दिनों मेरे पापा जी देसी दवाइयां देकर घर की जीविका चला रहे थे।उन्हें यह विद्या हमारे परम पूज्य गुरूजी द्वारा मिली हुई थी।वह उनके सानिध्य में खूब रहते थे तो मेरे गुरुजी उन्हें बहुत कुछ ज्ञान दिया करते थे।मेरे पापा लोगों को दवाइयां देकर उन्हें बीमारियों से छुटकारा दिलाते थे और वह दर्द के झाडे भी देते थे। इससे लोगों को खूब आराम मिलता था।इसलिए दवाई लेने वाले हर रोज आया करते थे। उसी से घर का पूरा ढांचा चलता था जब मेरे पापा जी ने अपनी उम्र में कमाया था तो इन्वेस्ट भी खूब किया था कई पॉलिसी भी कराई थी बीमा भी कर रखे थे और गरीमा पल्स जैसी कंपनियों में भी पैसा लगा रखा था। लेकिन दोस्तों जब व्यक्ति का बुरा समय आता है तो हर वह रास्ता बंद हो जाता है जो हमने भविष्य के लिए खोल रखा था और यह समस्याएं भी उसी की जिंदगी में आती हैं जिन्होंने अपनी जिंदगी में बहुत समस्याओं का सामना किया हो। यह मेरे पिता की असल जिंदगी की कहानी है जिसे मैं बहुत कष्टपूर्ण लिख रही हूं। उन्होंने कैसे अपने बच्चों और परिवार की फिक्र की।कैसे उन्हें हमेशा अपनी जान से भी ज्यादा अपना परिवार प्रिय था यही आगे की कहानी कहती है।

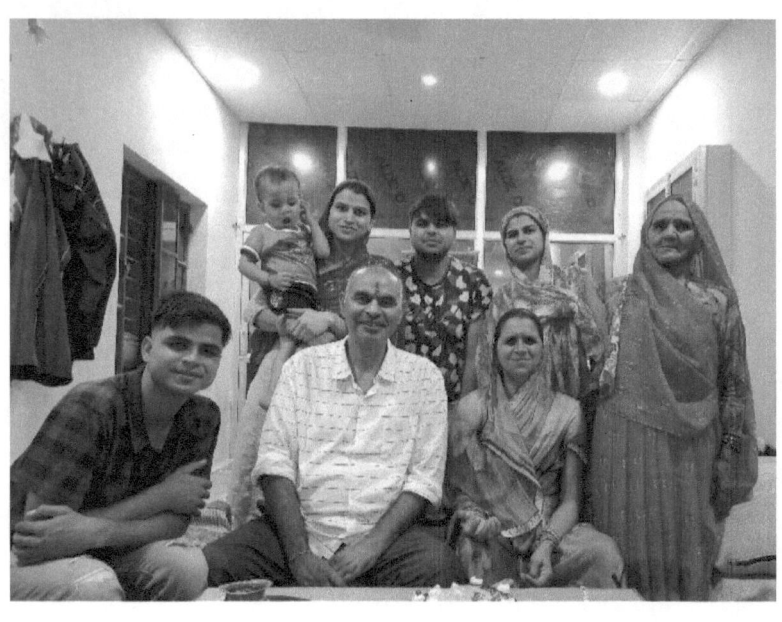

परिवार और बच्चों की फिक्र

मेरे पिता ने अपने जीवन के आखिरी समय में भी भगवान को नही भूला। वो अपने मन की शांति के लिए और खुद को मजबूत बनाने के लिए भगवान के दरबार ही गए। उन्होंने हमेशा अपने परिवार को अपने समीप रखा। एक घटना जो मुझे बहुत कुछ सिखाती है और पिता के किरदार को जिंदगी के खूबसूरत और यादगार पलों के लिए जिंदा रखती है। मेरे पापा के देहांत से ठीक छ: महीने पहले मेरे ताऊजी(पापा के तीसरे बड़े भाई) को कैंसर हो गया था। जब मेरे पिता को उनकी बीमारी की पता लगी तो उन्होंने अपने भाई की खूब सेवा की। मेरे ताऊजी भी मेरे पापा से बहुत प्रेम करते थे इसलिए हमेशा उनके साथ ही बातचीत करना उनके साथ ही डॉक्टर को दिखाने जाना और दवाई लेना सब पापाजी ही करते थे। क्योंकि उनकी बीमारी लास्ट स्टेज में पता लगी इसलिए डॉक्टर ने उनके आगे के इलाज के लिए घर पर ही करने को कहा। मेरे पापा बचपन में ही अपने पिता को खो चुके थे और अपनी मां की जितनी सेवा हो सकती थी उस छोटी सी उम्र में की इसलिए वो अपने बड़े भाई को पिता समान मानकर सेवा कर रहे थे। उन्होंने अपने भाई का अंत समय तक होंसला बढ़ाया और उनकी खूब सेवा की लेकिन कहते हैं की भगवान अपनी मर्जी के आगे हर किसी को झुकने पर मजबूर कर देता है। एक साल तक डॉक्टर से इलाज लेने के बाद और अपनी बीमारी से लड़ते हुए मेरे ताऊ का देहांत हो गया। इस घटना से मेरे पापा बहुत टूट चुके थे वो उन्हें हमेशा याद करते और उन्हें सोचकर रोया करते थे। इस तरह एक भाई ने अपने पिता समान भाई को भी खो दिया।

जैसा आपको पहले बताया कि आखिरी तक भी मेरे पिता अपने परिवार बच्चो की फिक्र करते रहे। मेरे पिता के जाने के बाद जब मैं घर पर गई थी तो

मेरे बड़े भाई ने मुझे एक बात कही थी जो मेरे सीने के आर -पार हो गई थी। मेरे पापा अपनी दुख तकलीफों को दूर करने और अपने मन की शांति के लिए कहीं तीर्थ स्थल घूमने जाना चाहते थे। पहले तो वे खाटूश्याम के प्रसिद्ध मंदिर आना चाहते थे जो की मेरे ससुराल के पास है। मगर उनका मेरे पास फोन आया की हम अपने भाई भाभी के साथ श्रीमहाकाल उज्जैन जा रहे हैं । मेरे मम्मी पापा पांच छः दिन वहां घूम कर आए थे। तब उस समय की बात मेरे भाई ने मुझे बताई उसने कहा की दीदी जब मम्मी पापा घूमने गए थे तो मेने उनके लिए₹3000 रुपए इकट्ठे करके दिए थे और दोनों मम्मी पापा को इन टेंशनों की वजह से घूमने के लिए भेज दिया था की मंदिरों के दर्शन करके घूमेंगे फिरेंगे और एक दूसरे से बातचीत करेंगे तो मन थोड़ा हल्का हो जाएगा।पापा सब कुछ जानते हुए भी मुझे फोन करके रोजाना पूछते की बेटा तेरे पास अगर पैसे नहीं हो तो मैं तेरे खाते में भेज दूं उसने रोकर मुझे कहा कि उनके खुद के पास सिर्फ ₹3000 रुपए थे लेकिन फिर भी मुझे हमेशा पूछते थे की बेटा तुझे पैसों की जरूरत हो तो मुझे बता देना।यह बात बोलकर मेरा भाई बहुत ही रोया उसने कहा कि खुद की जेब खाली होते हुए भी मुझे हमेशा पूछा करते थे और कहते बेटा तुझे कोई भी चीज की जरूरत हो तो तू बाहर से लाकर खा लेना दुख मत पाना। उन्हें घूमते घूमते 5 -7 दिन हो गए थे उसके बाद वह घर पर आए थे । दो दिन के बाद 25 अक्टूबर की सुबह रोज़ की तरह वो आश्रम पर पूजा पाठ करने गए थे। वहां ही उनके सीने में दर्द हुआ। लेकिन 26 अक्टूबर 2023 को हम सब को छोड़कर चले गए।यह है एक पिता की दुख भरी कहानी। मैं एक बात फिर से कहूंगी कि इस दुनिया में कुछ भी करना लेकिन अपने मां-बाप को कभी दुखी मत करना खास कर पिता को क्योंकि मां तो बोलकर मन हल्का कर लेती है लेकिन पिता हर बात को अपने सीने में ही रखता है ,किसी को भी नहीं कहता। पिता वह समंदर है जिसमें दुनिया के सभी दुख समाहित हो जाते हैं।न जाने अपनी पूरी उम्र में कितने तूफानों से आंधियों से अंधेरों से लहरों से टकराता है फिर भी अपनी जगह पर स्थिर बना रहता है एक पिता।अपने सभी

बच्चों को पूरी उम्र बहुत खुशी एवं सुकून से रखता है उसी तरह अगर उस पिता को बच्चे सुकून एवं खुशी से रखें तो इस दुनिया में इससे बड़ी बात कोई भी नहीं हो सकती है।मैं यह सोचती थी कि हमारे पापा ने जिस कदर हमें अपने होने का गर्भ महसूस कराया है वैसे ही बड़े होकर एक दिन हम हमारे पापा का सीना गर्व से ऊंचा करेंगे लेकिन यह सब हम करते उससे पहले ही जिंदगी ने हमें धोखा दे दिया। मगर कोई बात नहीं हमारे पापा हमारे मन में है हमारे दिल में है और दिमाग में हम उनको ही सब कुछ मानकर अब जिंदगी का हर कदम रखेंगे और उन्हें यह दिखाएंगे कि हम भी उनके काबिल और सफल बच्चे हैं। मेरे पापा मेरे भाइयों को भी बहुत लाड़ करते थे और उनकी फिक्र भी करते थे दोनों भाई खूब बड़े-बड़े है लेकिन उन्होंने अपने लाड़ के सामने हम सभी बहन भाइयों को कभी बड़ा ही नहीं होने दिया ना कोई जिम्मेदारी दी। पूरी जिम्मेदारियां अपने कंधों पर ही रखकर चलते रहे और अब सारी जिम्मेदारी मेरे भाइयों पर आ गई।कभी-कभी जब परेशान होते तो मुझे कहते थे की बेटा तेरे भाई कोई भी काम नहीं कर सकते हैं और फिर जब गुस्सा शांत हो जाता तो कहते की बेटा मैं इन्हें कुछ सीखने के लिए ही तो कुछ कहता हूं। मैं उन्हें कहती कि पापा जी जब आपने ही अपनी जिंदगी में सभी अच्छे कार्य किये तो मेरे भाई कुछ कैसे नहीं कर सकते है।मेरा बड़ा भाई बहुत ही सीधा है उसकी मेरे पापा जी को बहुत ही चिंता रहती थी की बेटा यह सीधा है इसे लोग कैसे जीने देंगे और मेरा छोटा भाई थोड़ा तेज है उसकी उन्हें इतनी फिक्र नहीं रहती थी बड़ा भाई इतना बड़ा होने के बाद भी ऐसा था कि जब मेरे मम्मी पापा उसे कुछ कहते थे तो सब कुछ सुनता कभी फालतू का जवाब नहीं देता था इसलिए पापा उसकी फिक्र करते थे।लेकिन आज अपने पिता के बिना कोई भी फिक्र करने वाला नहीं है ना कोई अच्छी राह देने वाला है कोई कुछ कह कर चला जाता है तो कोई कुछ। सबकी सुनना मजबूरी सी हो गई है लेकिन हम अपनी मम्मी को अपनी ताकत मानकर सब कुछ करते रहेंगे।

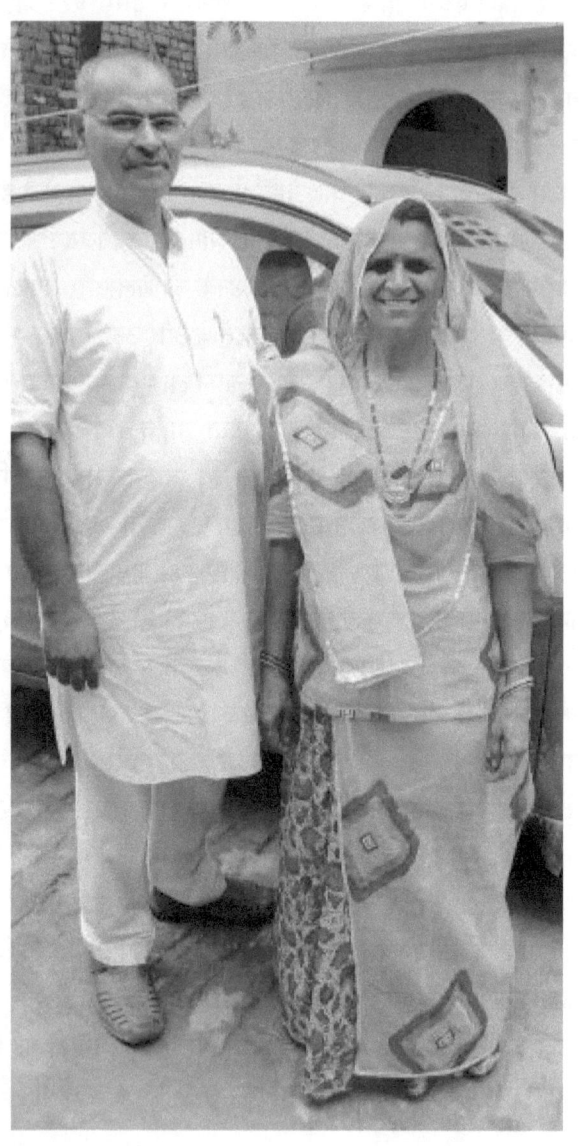

पति पत्नी का रिश्ता

इस अध्याय में मैं आपको सुनाऊंगी की एक पति पत्नी का रिश्ता कैसे जिंदगी में बेहतर होता है। कैसे वे एक दूसरे का साथ देते हैं, कैसे सुख दुख में एक दूसरे का साथ देते हैं।मेरी मम्मी को अपने जीवन का आधार मानकर इतना सुख और चैन दिया जिसे मेरी मां ही समझती है।मेरी मम्मी को इतना प्रेम करते थे और इज्जत भी देते थे।अपने फैसले में हमेशा मेरी मां की हां अवश्य लेते थे।कर्ताधर्ता घर के खुद ही थे लेकिन मेरी मम्मी को जरूर बताया करते थे और मेरी मम्मी भी मेरे पापा का साथ बहुत अच्छे से निभाती थी। दोनों ने तालमेल के साथ जिंदगी को बहुत सुंदर बना रखा था। मेरी मां मेरे पिता को कहे बिना किसी पड़ोस में भी नहीं जाती थी क्योंकि मम्मी के जाते ही मेरे पापा बार-बार हम सबको पूछने लगते थे की बेटा तेरी मम्मी कहां गई है और जब वह वापस लौट कर आ जाती तो मम्मी से कहते हैं कि तू घर को छोड़कर कहीं भी मत जाया कर तू मेरे घर की रौनक है तेरे बिना घर सूना - सूना हो जाता है।मेरे पापा को मम्मी हंसी मजाक में कभी कुछ कभी कुछ कहती रहती थी और पापा जोर-जोर से हंसते रहते।जब मम्मी उन्हें कुछ खाने के लिए कहती तो मम्मी को कहते हैं कि तू ही खा ले मुझे मेरी मां ने सब कुछ खिलाकर बड़ा किया है और उनके परिवार पर तंज कसते हुए मजाक करते थे।जब कभी हम कहते हैं कि आप मम्मी को क्यों चिढ़ाते हो तो कहते बेटा यह वैसे तो लड़ती नहीं है और मैं इसे जब कुछ कहता हूं तो यह कुछ ना कुछ कहती तो है और मेरे मन को बहुत अच्छा लगता है। मेरी नानी का घर हमारे घर से चार-पांच किलोमीटर की दूरी पर ही है लेकिन मेरे पापा मेरी मम्मी को अपने घर भी नहीं जाने दिया करते थे और ना मेरी मम्मी कभी जाती थी वह कहती थी की मुझे अपने घर का सा सुख कहीं भी नहीं मिलता है।कभी ले भी जाते तो अपने साथ ले जाते

थे और फिर अपने साथ ही गाड़ी से वापस ले आया करते थे।पापा के होने से मेरी मां के चेहरे पर बहुत रौनक रहती थी।मेरी मम्मी घर को बहुत अच्छे से संभालती थी।हम सभी बहन भाइयों के लिए खाना -पीना बनाना पूजा पाठ करना घर की साफ सफाई करना मेरे पापा के हर कार्य में उनका साथ देना उनके खाने की पसंद की चीज बनाना सब कुछ बहुत अच्छे से करती थी। जब शुरुआत में हमारे गुरुजी हमारे पास रहते थे तब मेरी मम्मी गुरुजी के कार्यों को भी समय पर करती थी। सुबह जल्दी नहा धोकर उनके लिए खाना पीना बनाया करती थी। हमारे गुरुजी सुबह भजन ध्यान एवं पूजा पाठ किया करते थे फिर भगवान जी का भोग लगाते तो मेरी मम्मी भोग के लिए कुछ ना कुछ गुरुजी को बनाकर सुबह जल्दी ही दे दिया करती थी। फिर हम सब बहन भाइयों का भी स्कूल का कार्य किया करती थी।हमारे गुरुजी मेरी मम्मी को प्यार से 'काम का औजार' कहा करते थे क्योंकि मेरी मम्मी बहुत सफाई से और बहुत जल्दी से काम किया करती थी ।अकेले ही पूरे घर को संभाल लेती थी। मगर जब हमारी जिंदगी में कुछ समस्याएं चल रही थी तो मेरे मम्मी पापा एक दूसरे का सहारा बने हुऐ थे एक दूसरे से बातें करके अपना समय बिताया करते थे लेकिन भगवान ने मेरी मम्मी के उस सुख को भी छीन लिया आज वह टूटकर बेजान सी हो गई हैं। अकेली चुपचाप बैठी रहती है कुछ भी बोलती नहीं है नहीं तो पापा के सामने सबसे ज्यादा बोला करती थी।मेरी मम्मी पापाजी को चिढ़ाने के लिए अधिक से अधिक बातें किया करती थी।आपस में बच्चों की तरह लड़ते रहते थे एक दूसरे से नोक-जोख करते रहते।हमें भी बहुत अच्छा लगता था कि हमारे मम्मी पापा और लोगों से बहुत अच्छे हैं जो हमेशा आपस में ही एक दूसरे के अंदर खुशियां ढूंढते रहते हैं।जिंदगी जीने के लिए मां-बाप का जोड़ा ईश्वर ने बना कर भेजा है माता-पिता एक सिक्के के दो पहलू होते हैं वो हमेशा साथ साथ होते हैं रेल की पटरी के समान। एक के बिना दूसरा अधूरा ही होता है तब ही एक सुखी जिंदगी का गुजारा होता है

बेसहारा बच्चे को प्यार

मेरे पिताजी के जीवन का एक और किस्सा में आप लोगों को सुनाती हूं जब मेरी छोटी बहन स्कूल में पढ़ती थी तो उनके साथ किसी दूसरे गांव का एक लड़का पढ़ता था। जिसकी बचपन में ही मां खत्म हो गई थी और उसके पिता ने दूसरी शादी करके अपना घर पुनः बसा लिया था। उस बच्चों को मां-बाप दोनों का ही प्यार नहीं मिला करता था।पिता सर्विस में थे और मां अपनी घर गृहस्थी को अपने खुद के बच्चों के साथ आराम से संभालती थी और उस बच्चे पर कोई भी ध्यान नहीं देता था। उस लड़के का नाम संजय था वह सीधा-साधा सा लड़का था। बचपन में मां के चले जाने के बाद वह एकदम अकेला महसूस करता था।एक दिन मेरे पापा किसी काम से स्कूल में गए तो अचानक से मेरी छोटी बहनों की कक्षा में उनकी पढ़ाई के बारे में टीचर से बातचीत करने लगे उस दिन उस लड़के की नजर पिता के प्रेम पर पड़ी ।मेरे पापा जब कक्षा से आ गये तो उस लड़के ने मेरी बहनों को कहा की बहन मैं तुम्हारे घर चल सकता हूं क्या मेरी छोटी बहनों ने कहा की चल भाई और वह लड़का छुट्टी में मेरी बहनों के साथ उनकी बस में हमारे घर आ गया। उसने घर आकर मेरी मम्मी पापा जी के पैरों को छुआ और आंखों में आंसू भर लाया।उसने मेरे मम्मी पापा को अपनी दुख भरी कहानी को बताया और कहा कि मैं आपसे माता-पिता का प्यार चाहता हूं अगर आपको कोई भी समस्या नहीं हो तो मुझे भी बेटा कहकर बुला लिया करो। मेरे मन को सुकून मिल जाएगा की कोई तो मेरे माता-पिता है और मैं भी खुशी से जीने लगूंगा।कहा कि मेरे घर में किसी भी चीज की कमी नहीं है लेकिन उस घर में मुझे कोई भी प्रेम नहीं करता है। पापा सर्विस के लिए बाहर रहते हैं और दूसरी मां अपने बच्चों में व्यस्त रहती है मुझ पर कोई ध्यान नहीं देता मुझे आपसे कुछ भी नहीं

चाहिए बस आप मुझे अपना बेटा बना लो। पापा जी ने उसकी वास्तविक कहानी को सुनकर उसके सिर पर हाथ फेर कर प्यार किया और कहा कि बेटा अगर ऐसी बात है तो हम तुझे अपना ही बेटा मान कर प्यार करेंगे। तुझे कोई भी जरूरत हो तो मुझे बता देना और तेरा जब भी मन करे तो प्रियंका वंदना के साथ घर पर आ जाया करना।कभी भी किसी भी प्रकार का संकोच मत करना जब तूने हमें मां-बाप मान ही लिया है तो हमारा भी फर्ज है की तेरी हर खुशी का ध्यान रखें। मेरे बच्चों की तरह ही तू भी इस घर में खूब रह सकता है और वह बच्चा खुश हो गया ।उसके बाद वह अपने घर पर चला गया और यह बातें उसने अपने पिता को कही और अपने पिता से मेरे पापा जी की भी बात कराई उन्हें कोई भी दिक्कत नहीं थी वह यूं चाहते थे कि बच्चा खुश रहे।वह अब हमारे घर खूब आता जाता था और जब भी आता तो तीन-चार दिन रुक कर जाता था। मेरी मम्मी उसे खूब प्रेम करती थी और हमारी तरह ही उसे रखती थी। वह भी हमें देख देख कर खुश रहता था और हमारे साथ काम भी करवाता और बहन भाइयों की तरह रहने लग गया था।एक बार वह मेरे मम्मी पापा जी की शादी की सालगिरह पर आया था और मेरे मम्मी पापा के लिए बहुत ही प्यारा गिफ्ट लाया था।वीडियो कॉल पर अपने पिता की मेरे मम्मी पापा से भी बात कराई थी।वह बच्चा दिल का बहुत साफ था उसको सच में माता-पिता का प्रेम नहीं मिला था पिता तो घर से बाहर ही सर्विस करते थे लेकिन उनका मन तो अपने बच्चों में था ही लेकिन क्या करें दूसरी मां जब आ जाती है तो उसे अपने बच्चों के सामने कोई और नहीं दिखता ।परिस्थिति से मजबूर होकर उसके पिता भी उसकी दूसरी मां को कुछ नहीं कहते थे। स्कूल की छुट्टियां चल रही थी तब मेरे मम्मी पापा ने उसके लिए फोन भी किया था की बेटा छुट्टियां हो गई है तो तू घर आ जाना। उसने कहा कि मैं अभी बाद में आ जाऊंगा तो मेरे पापा जी ने कहा कि जब तेरा मन करे तब ही आ जाना।थोड़े दिन बाद हमें पता चला की संजय दुनिया छोड़कर चला गया उसके बाद मेरे

मम्मी पापा सुनते ही उसके घर पहुंचे लेकिन वह क्यों चला गया इसका कुछ पता नहीं चला।उसकी दूसरी मां अधिक परेशान करती थी। वहां सिर्फ उसके पिता ही बहुत दुखी थे बाकी सब आराम से ठीक-ठाक बैठे थे। वह लड़का अपना किस्सा खत्म करके थोड़े से दिन की जिंदगी जी कर चला गया लेकिन उसका भी हमें बहुत दुख हुआ था क्योंकि घर पर जब वह आता था तो शांत सा रहता था लेकिन जब वह हमारे साथ घुलने मिलने लगा तो उसके चेहरे पर भी खुशी झलकती थी और वह खुश रहता था। मेरी मम्मी के पास बैठा रहता और बातें करता रहता पापा जी से तो कम बात किया करता था क्योंकि पापा के सामने हम सभी बहन भाई भी कम ही बात करते थे। मेरी मम्मी को कहता की मम्मी आपके घर में आप सब में कितना प्रेम है ऐसा मैंने कभी भी नहीं देखा।बचपन में माता पिता का प्रेम ही बच्चे के लिए जरूरी होता है इस उम्र में ही बच्चों को संस्कारों के सांचे में डाल सकते हैं।यह मेरे पापा जी का एक और नेक कर्म था किसी और के बच्चे को पिता का प्रेम देना उसकी भावनाओं की इज्जत करना।

पिता की महत्वता

इस अध्याय में मैं जो कुछ भी लिख रही हूं वो एक पिता को खोने के बाद आप बीती लिख रही हूं। पिता के जाने का दुख कितना बड़ा दुख होता है यह कोई मुझसे आकर पूछे। जब मेरे पापा जी हमें छोड़ कर चले गए उस दिन में मेरे घर पर जब गई तो मेरी मां पापा जी के सिर के पास बेजान सी बैठकर रो रही थी और मेरे छोटे भाई घर को चारों तरफ से देख देख कर आंसू बहा रहे थे।मेरी छोटी बहने एक दूसरे से मिलकर रो रही थी उस दिन हमारे जीवन का बहुत ही दुख भरा दिन था।हमें भगवान ने कभी किसी भी प्रकार का दुख नहीं दिया था वह शायद इसलिए क्योंकि हम सबको उसने इस दिन के लिए संभाल कर रखा था ।पिता दुनिया की कितनी बड़ी हस्ती होती है जिसे कोई छू भी नहीं सकता था।पिता के जीते जी कोई उसके बच्चों को आंख उठाकर देख भी नहीं सकता था।पिता अपने बच्चों से अत्यंत प्रेम करता है सबकी नजरों से बचाता है और लाड प्यार करता है। पिता के बिना घर की रौनक जा चुकी थी घर के सभी सदस्य अपने घर के पालनहार को आंखें में आंसू लिए इधर-उधर देख रहे थे और सोच रहे थे कि शायद अभी वो आ जाए ।मेरे पापा को घर की हर चीज निहार रही थी घर का आंगन घर में लगा हुआ नीम का पेड़ उनके पांचो बच्चे मेरी भोली सी मां। मेरे पापा जी का बहुत बड़ा सा घर उनकी गाड़ी उनका सब कुछ उस दिन उनके लिए रो रहा था वह बहुत ही बड़े एवं नेक दिल और स्वतंत्र पिता थे। घर पर सुबह रोजाना बंदरों को गेहूं डाला करते थे और वह बंदर खाकर चुपचाप चले जाते थे लेकिन जब पापा जी चले गए तो उसके दूसरे दिन भी बंदर आए और बिना कुछ आवाज करें ही सीधे निकल गए बंदरों को भी पता था कि अब इस घर का मालिक नहीं है उनसे बंदर भी प्रेम करते थे। बिना पिता के सब कुछ छीन जाता है समाज परिवार न जाने कितने प्रकार

की बातें करता हैं मां की हंसी कहीं खो गई थी सबकी आंखों में सिर्फ आंसू ही आंसू थे।मैं मेरे ईश्वर से प्रार्थना करती हूं कि मुझे अगर इंसान का जन्म मिले तो मुझे दोबारा इन्ही पिता की बेटी बनाना।जीवन में पिता की अहमियत बहुत बड़ी होती है। पिता के जाने के बाद घर में सन्नाटा सा छा गया था।बिना पिता के जीवन दुखों से भर जाता है बच्चे बेचारे मजबूर हो जाते हैं जो सामने खड़े होने की औकात नहीं रखते वह सामने बोलने लगते हैं पराए अपने बनते हैं और अपने पराये।लोग कहते कुछ हैं और करते कुछ। जीवन बहुत कठिन हो जाता है इसलिए भगवान बच्चों की रक्षा के लिए पिता को बनाता है।भगवान पिता का साया किसी के सर से न हटाए बाप का साया बच्चों के लिए उनकी छत और आसमान होता है ।पापा जी आप तो अपने बच्चों का दामन छोड़कर चले गए लेकिन अपने पीछे मुड़कर तो देखते कि आपके बिना उन्हें कोई खड़ा भी नहीं होने देगा आप इतने नि संकोच होकर कैसे अपने बच्चों को छोड़कर चले गए।आप तो हमें इतना प्यार करते थे कि हम आपके सामने किसी और की जरूरत भी नहीं समझते थे।हमारे लिए और हमारी मम्मी के लिए सब कुछ आप ही तो थे। अब हम किसके सहारे अपना जीवन व्यतीत करेंगे आपको अगर छोड़कर जाना ही था तो हमें इतना प्यार क्यों किया हमें इतना लाड एवं स्नेह क्यों दिया ।हमारे बच्चे भी आपको नानाजी नानाजी कह कर बहुत याद करते हैं ।बच्चों को अब कौन प्यार करेगा पापा जी अगर आप हमें कहीं से देखते हो तो वापस प्यार करने आ जाओ ना आपके बिना मेरा जीना बहुत ही मुश्किल है। आपके बिना जीना कठिन लगता है छोटे भाइयों को जीवन का कुछ भी नहीं आता- वह मासूम और भोले हैं। आपने अपनी जिम्मेदारी कभी उनको सौंपी ही नहीं थी उन्हें हमेशा घर की जिम्मेदारियो से आजाद रखा। अब वह हर वक्त पर आपको याद करते हैं कि पापा किस तरीके से इस घर का ढांचा चला रहे थे अभी उन्हें कुछ भी नहीं आता है ।अब उन्हें दूसरों के सहारे की लिए मजबूर होना पड़ रहा है आपने तो बिना किसी के सहारे से अपने जीवन

की कश्ती को पार कर लिया पर मेरे भाइयों को तो अभी कश्ती में बैठना ही नहीं आता।मेरी मम्मी एकदम मासूम सी है और हर किसी के चेहरे को मदद की निगाहों से ताकती रहती है। एक पिता की महत्वता कितनी प्रभावशाली होती है उनके होने और ना होने से क्या जीवन में परिवर्तन आता है बस यही यह कहानी समझाती है।

पिता का मार्गदर्शन

आगे की जिंदगी अब उनके बिना तो जिएंगे ही लेकिन अब जिंदगी में कुछ ऐसे कार्य करेंगे जिनसे हमारे पापा और हमारे खुद के मन को संतुष्टि मिल सके।जैसे कर्म हमारे पापा जी ने अपनी जिंदगी में किए वैसे ही मैं मेरी जिंदगी को उनकी तरह ही रोचक एवं संघर्षरत बनाऊंगी। उनके आशीर्वाद एवं प्रेम को अपने सर का साया समझ कर गर्व से जिऊंगी और यही संस्कार अपने बच्चों को दूंगी।कहते हैं कि इंसान इस दुनिया में खाली हाथ आता है और खाली हाथ ही चला जाता है ना कुछ लेकर आता है और ना ही कुछ साथ लेकर जाता है पीछे व्यक्ति के कर्म ही इंसान की महानता को उजागर करते हैं। जिस तरह मेरे पिता दुनिया को अलविदा कह कर चले गए कहते हैं की महान लोगों की जीवनी तो उनके जाने के बाद ही लिखी जाती है लेकिन मैंने तो मेरे पिता की जीवनी उनके जीते जी ही लिखना प्रारंभ कर दिया था लेकिन मुझे क्या पता था कि वह मेरे लिखे हुए अल्फाजों को कभी पढ़ ही नहीं पाएंगे। मैंने जब उनसे आखिरी बार बात की थी तब मैंने अपने मन की बात उन्हें अवश्य कही थी। मैं मेरे पापा से कोई भी बात छुपा कर नहीं रखती थी मैंने उन्हें कहा था कि मैं कोई ऐसा कार्य करना चाहती हूं जिसकी वजह से आपका सम्मान किया जाए तब मेरे पापा जी ने मुझे समझाया था और कहा था की बेटा कुछ करने के लिए उम्र की जरूरत नहीं होती है हम जब चाहे तब कुछ भी कर सकते हैं।भगवान ने हमें वह हर शक्ति प्रदान की है जिसके द्वारा हम कुछ भी हासिल कर सकते हैं तू अपनी कोशिशें करती रह और तुझे सफलता अवश्य मिलेगी। मैंने उन्हें कहा कि मुझे मन ही मन ऐसा अनुभव होता है की जैसे कोई भीड़ मेरे लिए खड़ी हो। दुनिया मुझे मान सम्मान दे और मैं गर्व से जिंदगी जी सकूं।तब पापा जी ने मुझे कहा की बेटा हम जो भी चाहते हैं उसे अवश्य कर सकते हैं तू

जो सोचती है वह एक न एक दिन तुझे जरुर मिलेगा तू अपनी मेहनत पर और खुद पर विश्वास रखना। बस उन्हीं शब्दों के सहारे अपनी जिंदगी को आगे जीना सीखूंगी।मेरे पापा इस दुनिया में न सही लेकिन उनके दिए हुए आशीर्वाद एवं उनके अब तक के ज्ञान के सहारे अपना भविष्य तय करूंगी। मैं मेरे पिताजी को दुनिया में बहुत ही उच्च स्तर पर सम्मानित करूंगी और उन्हें इस दुनिया में हमेशा के लिए अमर कर दूंगी और हमारे दिलों में हमेशा के लिए जीवित कर दूंगी ऐसा मेरा सपना है।

हृदय की आखिरी बात

मेरे हृदय की आखिरी बात - मैं इस दुनिया की हर बात हर दुख सब कुछ भूल सकती हूं पर मैं मेरी आखिरी अंतिम सांस तक मेरे हृदय के सबसे करीब मेरे पिता को कभी भी नहीं भूल सकती इस दुनिया के सबसे हसीन उपहार पिता को मैं अपने दुखी हृदय से बार-बार प्रणाम करती हूं और उन्हें बहुत सारा प्रेम देती हूं।मैं मेरे पापा जी से और ईश्वर से यह वादा क़रती हूं कि मैं भी मेरे पापा के मार्गदर्शन पर ही चलूंगी और उनकी तरह ही अपनी जिंदगी जिऊंगी।

अब तक मैंने जो कुछ भी लिखा वह मेरे पापा का संघर्षपूर्ण जीवन था।लेकिन मैं जो आगे लिख रही हूं वह एक जीवन की संपूर्ण सच्चाई है जो आप लोग रोचकता पूर्वक सुनते रहिए मेरे पापा जी के जाने के बाद इतने दिनों के दुख दर्द को सहन करने के बाद मुझे यह समझ में आया है की जब भगवान हमें पृथ्वी पर जन्म देकर भेजता है तो भगवान का मूल उद्देश्य यही होता है कि मैं तुझे इंसान का जन्म दे रहा हूं और तू इस मानव जीवन में पृथ्वी पर जाकर अच्छे-अच्छे कर्म करना। वह उस इंसान के जन्म एवं मृत्यु की तारीख पहले ही तह कर देते है। इंसान को उस समय में अपने पूरे जीवन काल को जीना होता है इसलिए भगवान ने इंसान को दिमाग दिया है कि वह उस बुद्धि का इस्तेमाल अच्छे कर्मों में कर सके लेकिन इंसान पृथ्वी लोक में आकर अपने घर गृहस्थी में इस मोह माया में अपने जीवन का मूल उद्देश्य भूल जाता है। वह जीवन को अपने अधीन समझ लेता है और मन में जो आता है उस कार्य को करता है और ऐसे ही करते-करते उसकी सारी उम्र बीत जाती है और फिर दुनिया से एक दिन अलविदा कह देता है।लेकिन सारी उम्र जीने के बाद भी इंसान को यूं समझ में नहीं आता कि हम क्यों आए थे। इस दुनिया में आकर वह सब कुछ भूल जाता है और गलत कार्यों को करने लगता है कोई चोरी

करता है कोई गुंडागर्दी करता है कोई मारपीट करता है कोई अत्याचार करता है मतलब हर तरह के वह बुरे कार्य करता है जो नहीं करने चाहिए।उन अच्छे बुरे कर्मों से ही इंसान की पहचान होती है और वह जिंदगी को गलत तरीके से जीकर चला जाता है।इंसान को ऐसा करके ना खुद को शांति मिलती है ना दूसरों को शांति मिलती है और ना ही भगवान खुश हैं।इंसान के कर्म से ही उसका सुख और दुख तह होता है।इंसान जैसा कर्म करता है वैसा ही भोग पाता है इसलिए हमें परिवार एवं गृहस्ती के साथ कुछ भगवान का भी भजन पाठ एवं अच्छे कर्म भी करने चाहिए जिससे इस जीवन का उद्धार हो सके । इस तरह हमको अपने जीवन को जीना चाहिए जो अन्य लोगों के लिए एक सीख और सुमार्ग का कार्य करे। आपने मेरी कहानी अंत तक पढ़ी उसके लिए मेरे तहे दिल से आपका बहुत बहुत धन्यवाद और मेरा प्रणाम।

कहानी को विराम।

मैं अब इस संघर्षशील पिता की जीवनी को समाप्ति की ओर ले जाना चाहती हूं।इतनी सारी बातें हैं की इनको समेटकर एक कहानी में लिखना आसान नही है फिर भी मैंने जितना संभव प्रयास किया उतना आपको सुनाया। एक पिता के जीवन की कहानी इतनी बड़ी होती है की आपको कहते-कहते मेरी उम्र ही बीत जाएगी।हमारे परिवार की डोर पापा जी ने इस कदर संभाल रखी थी जिसके हर एक धागे में प्रेम ही प्रेम समय हुआ था जिसे कोई भी काट नहीं कर सकता था।जब जिंदगी को प्रेम से जिया जाता है तो बहुत बड़ी जिंदगी भी बहुत छोटी सी लगती है और समय का पता भी नहीं चलता कब बरसों बीत जाते हैं। जब जिंदगी में दुख होते हैं तो एक दिन भी सौ दिन के बराबर हो जाता है।मेरे पिताजी का अपने परिवार के इतना प्रेम था कि उस प्रेम की वजह से ही आज हम एक दूसरे का सहारा बने हुए हैं और एक दूसरे की इज्जत भी करते हैं।भगवान ने चाहा तो अपने पिता की इस प्रेम की डोर को हमेशा अपनी मां के साथ और बहन भाई मजबूत रखूंगी।मैने इस संपूर्ण पारिवारिक जीवन की कहानी में जो कुछ भी लिखा है वह संपूर्ण सत्य है और मैं इस सत्य को मेरे पिता एवं हमारे परिवार के प्रेम को सभी को बताना एवं अपने मन के भावों को कहकर इस पिता के दुख से उबरना चाहती हूं।मैं यह चाहती हूं की जिस पिता के प्रेम को मैंने अपने जीवन में पाया एवं महसूस किया है उसे हर व्यक्ति मेरी इस संपूर्ण कहानी को पढ़कर अपने जीवन में अनुभव एवं प्रेम को महसूस करें कि एक पिता अपने संपूर्ण जीवन में कितना संघर्ष करता है।मैं मेरे पापा जी के जीवन से बहुत प्रभावित हूं।मैं मेरे और मेरे पूजनीय पिताजी के प्रेम को सभी के सामने रखकर मेरे भावों को व्यक्त करना चाहती हूं। अब हम अपनी जिंदगी को अपने पिता की तरह संघर्ष एवं हौसले से जिएंगे और उन्हीं के बताए रास्ते पर

अपना रास्ता बनाएंगे।अपने जीवन का सफर तय करेंगे ।मैं मेरे पापाजी से एवं ईश्वर से यह वादा करती हूं कि मैं भी मेरे पापा जी की तरह मेरी जिंदगी सुख शांति से जिऊंगी और उनकी तरह ही अच्छे कर्म करूंगी।मेरे पापा जी की स्वर्गवास के समय उम्र सिर्फ 52 वर्ष ही थी और उन 52 सालों में उन्होंने अपने सारे नेक कर्म कर दिए थे।अब इस जीवन की घटना को मैं यहीं पर समाप्त करती हूं और यह चाहती हूं कि मेरी पापा जी की इस दुख भरी जीवन की सच कहानी को सभी लोग गर्व से पढ़े और अच्छे कर्म करने की सीख ले। मेरे परमपूज्य पिता जी का अपने इस दुखी मन से आभार एवं उनके अत्यधिक प्रेम के लिए उन्हें बहुत-बहुत धन्यवाद देना चाहती हूं।मुझसे मेरे अब तक के जीवन में कोई भी गलती हुई हो तो मैं मेरे पापा से हाथ जोड़कर माफी मांगना चाहती हूं। अपनी अगली जिंदगी में भी अगर मुझे इंसान का जन्म मिले तो मैं मेरे पिता को वापस अपने पिता के रूप में पाना चाहती हूं ऐसी मेरी भोलेनाथ से बार-बार प्रार्थना है।मैं इस जीवन की कहानी को अपने इन्हीं शब्दों के साथ विराम देना चाहती हूं।

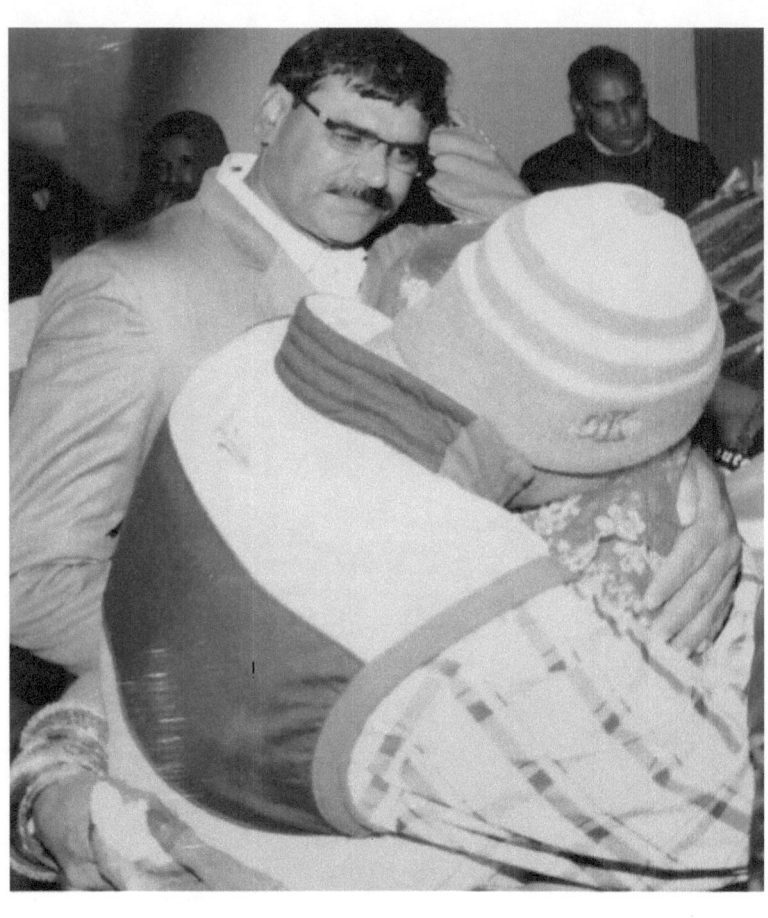

पिता को समर्पित

1. ना कहीं प्रेम है ना कोई अपनापन है
ना ससुराल आने का गम है ना घर जाने की खुशी है
आपको क्या बताऊं पापा जी की घर में आपकी कितनी कमी है।

2. मेरे पापा मेरे जन्मदाता मेरे पालनहार थे
मेरे पापा मेरे मार्गदर्शक मेरे जीवन की अनंत कहानी थे
वह मेरी शान थे मेरी जान थे मेरा गर्व मेरा अभिमान थे
वह मेरी पहचान थे मेरे जीवन की निशानी थे।

3. परिवार वृक्ष की तरह होता है
पिता उस बड़े वृक्ष की जड़ होते हैं
और माता उस वृक्ष का तना होती है
बच्चे उस बड़े वृक्ष की टहनियों होते हैं
जो अपने माता-पिता की संस्कारों से फलते-फूलते रहते हैं
जब किसी वृक्ष का जड़ एवं तना मजबूत होता है तब डालियां लहराती एवं झूलती रहती हैं
ऐसे ही जब परिवार में माता-पिता होते हैं तो बच्चे स्वतंत्र होकर बेफिक्र एवं सुख भरी जिंदगी जीते हैं
पापा घर की वह चमक होते हैं जिसे कोई फीका नहीं कर सकता
पिता के होने से घर चहकता एवं महकता रहता है।

4.भगवान ने जन्म दिया और मां को जग जननी बनाया
पिता ने घर बनाया और मां ने अपने प्यार से मंदिर बनाया
मां बाप ने अपने नन्हे मुन्ने फल फूलों को बहुत ही प्यार से सींचा
दादा दादी ने अपने अधूरे परिवार को अपने होने से पूरा किया
पिता को बाहर का रक्षक एवं मां को घर की रौनक बनाया
मां ने घर के तौर तरीके सिखाए और पिता ने बाहर के संघर्षपूर्ण जीवन से रूबरू कराया
माता-पिता ने अपना अपना फर्ज पूरी जिम्मेदारी से निभाया
उस ईश्वर ने माता-पिता को बहुत ही शिद्दत से बनाया
मां की लाडले बेटे होते हैं और पिता की लाडली बेटियां पिता की जान होती है बेटियां मां की पहचान होती है बेटियां।

5.पिता जिंदगी का पहला राज होता है
बच्चों के सर पर पिता का ताज होता है
जो हर परिवार के पास होता है
पहले अपने परिवार को बनाता है
फिर उनका पालनहार होता है
बच्चों के लिए ना जाने कितनी गर्मी सर्दी धूप सहन करता है
पिता हर किसी के सामने विनम्रता पूर्वक जीवन का सफर करता है
पिता खुद को अंधेरे में रखकर बच्चों का भविष्य उज्जवल करता है
पिता सारी उम्र दुख सहन करके बच्चों को सुख देता है
पिता हर कष्ट को सहन करके बच्चों को संकट मुक्त करता है
पिता दुनिया की सारी बढ़ाओ को अपने ऊपर लेकर बच्चों का रास्ता साफ करता है
पिता खुद भूखा रहकर बच्चों का पेट भरता है
पिता बच्चों के सपने पूरे करने के लिए दिन रोज मेहनत करता है

पिता बच्चों के लिए वह ढाल होता है जिससे हर कोई टकराने से डरता है
पिता जिंदगी का सबसे खूबसूरत उपहार होता है जो नसीबों से हर किसी को मिलता है।

6.पिता का प्यार वह प्यार होता है जिसे
शब्दों में बयां नहीं किया जा सकता
पिता के प्रेम में यह संसार समाया हुआ है
पिता का हाथ सर पर रखते ही संसार के
सभी दुख दर्द दूर हो जाते हैं और
जब पिता अपने बच्चों को सीने से लगा ले
तो जीवन की सारी खुशियां मिल जाती हैं
पिता वह हस्ती होती है जिसके सामने
दुनिया की हर चीज सस्ती होती है।

7.ऐ खुदा ऐसा क्या गुनाह किया था हमने
जो तूने हमसे हमारी जन्नत को छीन लिया
मेरे मन को समझाऊं कैसे
आपके पास आना चाहूं तो आऊ कैसे
मेरी हर सांस अमानत है आपकी
इससे ज्यादा टूटकर आपको चाहूं कैसे
पिता परिवार की नीव होते हैं और माता उसे
संभालने का कवच (आवरण)होती है
पिता हृदय के वो सुकून होते हैं जो
जिंदगी भर बच्चों को सुकून देते है।

8.इतने दुख देखे जीवन में पर चेहरे की हंसी को
कभी कम नहीं होने दिया ऐसे बहादुर थे मेरे पापा
जीवन में इतने उतार-चढ़ाव देखकर भी आपने
कभी अपना हौसला नहीं खोया
किसी काम को करने में कभी सोचा नहीं जो

भी किया मन से एवं ईमानदारी से किया
हृदय में जोश एवं उमंग लिए हुए शेर की भांति दहाड़ते हुए
इस जिंदगी भूमि रंगमंच पर आगे बढ़े। जो किया मन से किया और हर कार्य
में सफलता प्राप्त की ऐसा जीवन था
मेरे पुजनीय पिता जी का
मेरे लिए मेरे पिता ही मेरी दुनिया थे मेरी जिंदगी में सर्वोच्च स्थान मेरे पिता
का है।

9.सूखे पेड़ सी हो गई है मां मेरी
घर बेरंग सा हो गया है
सूखे पत्तों से उड़ रहे हैं
सभी भाई बहन इधर-उधर
अब भी निगाहे अपने पिता को ताकती रहती है
न जाने कहीं से पापा वापस आ रहे होंगे और
सभी को गले से लिपटा कर बहुत सारा प्यार करेंगे
पापा के बिना मन बहुत उदास है और वह लौट कर
आ जाएं ऐसी मेरे मन के आस है।

10.आपकी बाहों की छत के नीचे बहुत सुकून पाया था हमने
आपके सीने से लगकर दुनिया को बुलाया था हमने
आपके आशीर्वाद के लिए सबको ठुकराया था हमने
आपकी खुशी के लिए सबको भुलाया था हमने
आपके दुख के आगे सब कुछ हारा था हमने
आपकी खुशी पर सब कुछ बारा था हमने
आपके ना होने से मन को बहुत रुलाया है हमने
मेरा मन पल पल रोता है आपके लिए आपके
बिना अब तक जीना नहीं आया है हमसे मिस यू पापा जी।

11. पिता जैसा कोई शुभचिंतक नहीं
माता जैसी कोई त्याग की मूरत नहीं
भाई-बहन जैसा कोई सहारा नहीं
गुरु जैसा कोई ज्ञानदाता नहीं
पति जैसा कोई हमसफ़र नहीं है
घर जैसी कहीं शांति नहीं
बच्चों जैसी कोई प्रेम की मूरत नहीं
बचपन जैसा कहीं लड़कपन नहीं
दोस्त जैसा कोई साथी नहीं
परिवार जैसा कोई अपना नहीं।

12. बापू तू मेरी जन्नत तू मेरा हकीम था
तू मेरी जिंदगी के सबसे करीब था
तू मेरी जिद तू मेरा गुरूर था
तेरे होने से जीवन में एक नूर था
सब कुछ होते हुए भी तू हमसे इतना दूर था।

13. यह मन फड़फड़ाता है आपसे मिलने के लिए
यह रूह हर पल रोती रहती है मेरी
जीवन की सच्चाई को जानते हुए भी मन बहुत उदास रहता है
आप लौट कर आओगे ऐसा मेरा मन कहता है
आपको याद करके आंखें उफन उफन के रोती है
आपके प्रेम के लिए मेरा मन तरसता है
आपके बिना मेरे सिर पर हाथ कोई नहीं रखता है
आपके बिना कोई भी अपना नहीं लगता है
छुट्टियों में घर जाने की खुशी भी समाप्त हो गई है
जाने से पहले यह सोचती हूं कि भला

वहां कौन हमारा इंतजार करता है
पहले जैसी खुशी अब रही नहीं है पापा
आपसे मिलने को मेरा मन बार-बार करता है
कहां ढूंढू मैं आपको मुझे यह पता दो
मेरे मन की व्याकुलता को आप आकर मिटा दो।

14. रह रहकर आपकी याद आती है मुझे
कैसे भूल पाऊंगी मैं आपको पापा जी
अभी जिंदगी तो बहुत बड़ी है
आपके बिना हर पग पर टूट जाती हूं मैं
अब सर पर हाथ रखकर सुकून देने वाला कोई नहीं है
आपके बिना जीवन में बहुत कष्ट प्रतीत होते हैं मुझे
मेरे सुख चैन तो आप ही थे।

15. झलक आती है आंख मेरी जब आपको देखती हूं क्या बताऊं मेरी सभी जिदों को खुशी से मानने वाले आप ही थे मेरे दिल का सुकून भी आपके चेहरे की हंसी मुझे गदगद कर देती थी जब आप सर पर हाथ रखते तो जीवन के सारे दुख दूर हो जाते थे और जब आप मुझे अपने सीने से लगाते तो मुझे जिंदगी की सारी खुशियां मेरे कदमों में दिखती थी इतना प्यारा था आपके होने का एहसास।

16. यह मन चाहता है कि अपने घोंसले को लौट चलें
जिस घोंसले से उड़ान भरकर कहीं दूसरी दुनिया बसाई थी
मन कहता है कि अपने उस पुराने घोंसले को ही जाकर ढूंढ ले
जिसमें अपने मां-बाप भाई बहनों के साथ वह पुराने दिन फिर से जी ले
नए घोंसलों में रीति रिवाज का बंधन अधिक है और पुराने घोंसले में किसी
भी प्रकार का कोई बंधन नहीं

उस आजाद भरी जिंदगी को फिर से जी ले मन यह चाहता है कि अपने घर लौट चलें जिससे पहली उड़ान भरी थी जिसमें पिता ने उड़ना सिखाया और हमारे हौसलों को उड़ान दी

उस पिता के घर लौट चलें आ मन अपने घर चले

इस बाहर की दुनिया में चारों तरफ दुख ही दुख है

उस सुख भरी जिंदगी में वापस लौट चलें आ मन अपने घर चले ढूंढ ले खुशी के पल जिस पिता ने हमें जिंदगी दी जिसने यह दुनिया दिखाई उस पिता के दुख से टूट कर बिखर गए हैं हम आ मन अपने पिता के घर लौट चलें।

17. आप कैसे मुझे अकेला छोड़ सकते हैं पापा आपके साथ ही मेरी सभी ख्वाहिश पूरी है लौट कर आ जाओ आपके बिना मेरी जिंदगी अधूरी है आशीर्वाद देकर सीने से लगा लो अपनी बेटी को सभी चिंताओं से मुक्त करा दो आपके बिना जीना बहुत कठिन है मेरा

जिस दिन आप मुझे छोड़ कर गए थे उसी दिन जीने की तमन्ना खत्म हो चुकी थी मेरी न जाने क्यों भगवान मेरी सांसों को आपके बिना जीने पर मजबूर कर रहा है जीने की इच्छा रही नहीं है लेकिन फिर भी जीना पड़ रहा है आप कैसे मुझे अकेला छोड़ सकते हो पापा आपकी बेटी के हृदय में आपके दुख का कांटा हर पल चुभता रहता है उस चुभन को मिटा जाओ ना

पापा मेरी आंखे अपने पिता को देखने के लिए तरस रही है उनकी प्यास बुझा जाओ ना पापा एक बार आ जाओ ना आपके बिना दुनिया बहुत वीरान सी लगती है इस जगत में रहने का कोई तजुर्बा बता जाओ ना पापा एक बार आ जाओ ना।

18. कैसे भूलेंगे बापू तुझे हम।
तू हमारे दिलों पर राज करता है।।
तेरे बनाए नादान परिंदे हैं हम।
तू हमारे जिस्म में जान भरता है।।
कहां हो बापू लौट कर आ जाओ।
यह मन बेटी सुनने को बार-बार करता है।।
घर के सभी कामों को करके जब थक जाती हूं।
तो तसल्ली से बैठकर बात करने को मन करता है।।
पूरे दिन की प्रक्रिया सुनने के लिए आपके बिना कोई नहीं है बापू
मेरी खुशी में खुश होने वाले आप ही थे।
आप ही थे मुझे सलाह देने के लिए मुझे रहा दिखाने के लिए।
आपके सीने से लगकर पापा जी कहने को मन तरसता है।।

19. हकीकत में मिलने को तरसते हैं हम सपनों में ही मिलने आ जाया करो पापा आपकी आवाज से बेटा सुनने को तरस गए हैं हमें बेटा कहकर पुकार जाया करो हमसे ना मिलो ना सही लेकिन हमारे बच्चों को अपना एहसास दिलाया करो अपनी ना कहो तो कोई बात नहीं पर हमारा हाल पूछ जाया करो इतने बुरे नहीं थे पापा हम हमसे मिलने हकीकत में ना सही तो सपनों में ही आ जाया करो आपके जाने से इस बेटी के हृदय के टुकड़े-टुकड़े हो गए हैं उन्हें समेट जाया करो मेरी मां को अपने होने का एहसास मेरे भाइयों को हिम्मत दे जाया करो हम अकेले हैं आपके बिना हमें अपने होने का एहसास दिलाया करो आपसे परिवार पूरा हो जाता है हमारा कभी तो आ जाया करो रोजाना ना सही तो कभी-कभी तो आया करो हकीकत में ना सही तो सपनों में ही आ जाया करो हमारे बच्चे नाना जी नाना जी कहकर आपको पूरे घर में ढूंढते हैं उनकी आवाज पर बोल जाया करो ना पापा अपने बच्चों को सीने से लगाया करो ना पापा पेड़ से टूट कर टहनियां बिखर गई है उन्हें पानी दे जाया करो हकीकत में ना सही तो सपनों में ही आ जाया करो ना पापा।

20. जैसे-जैसे समय निकल रहा है
आप धीरे-धीरे दूर होते जा रहे हो
ऐसी कौन सी गाड़ी में बैठ गए हो
जिसमें से उतरने का नाम ही नहीं
कभी सोचा नहीं था कि आपके बिना जीना पड़ेगा
लेकिन भगवान हमें आपके बिना जीना सीखा रहा है
यह जिंदगी भी कितनी अजीब होती है
हम जिसके बिना एक पल एक दिन भी नहीं रह सकते
उसके बिना हमें सारी उम्र जीने पर मजबूर कर देती है लेकिन कुछ भी कहो
पिता के बिना जिंदगी बेरंग हो जाती है
जैसे-जैसे समय गुजर रहा है वैसे-वैसे आप हमसे दूर होते जा रहे हो लेकिन
मन अब भी नहीं मानता ऐसा लगता है
जैसे कई दिनों के बाद आप वापस आओगे
भगवान मेरी अरज कबूल करने की कोशिश करना
मुझे मेरे पापा के बिना रहने की आदत नहीं है
कितने दिन हो गए उनकी आवाज सुने हुए
उनके मुंह से बेटी सुने हुए तुझे हमारे प्रेम पर तरस नहीं आया
ए मेरे मालिक जो इतनी जल्दी सब कुछ खत्म कर दिया
बहुत बेरहम है तू.

21. एक माली ने अपने बगीचे में पांच फूल लगाए जिसे अपने खून पसीने से सींचा और बड़ा किया माली के रंग-बिरंगे फूल अत्यंत सुंदर एवं मनमोहक थे और अपने मालिक के बाग में फल फूल रहे थे और खुश भी रहते और अपने मालिक पर गर्भ महसूस करते माली और मालिनी भी उन्हें देखकर खूब खुश होते लेकिन एक दिन उस बाग के मालिक को भगवान

अपने पास बुला लेते हैं और वह फूल बेजान एवं मुरझा जाते है यह जीवन की सच्ची घटना है दोस्तों बिना मालिक के तो बाग भी सूख जाता है।

22 . जिस पिता ने तेरा रास्ता दिखाया
जिसने हर कदम पर तेरा स्मरण कराया
जिसने हर दुख में तुझे याद करवाया
जिसने हर अच्छाई बुराई का पाठ पढ़ाया
जिसने हर परिस्थिति में तुझे याद फरमाया
जिसने हर कार्य तुझे सौंप कर कराया
तूने उस पिता को ही हमारे जीवन से हटाया
यह सब करते हुए हे मेरे महादेव
तू जरा सा भी नहीं घबराया क्यों
तुझे हमारे प्रेम पर तरस नहीं आया

23.पापा जी आ जाओ ना अपनी बेटी को सीने से लगा जाओ ना बिना पिता के कैसे जीते हैं ये समझा जाओ ना
जीवन की परिभाषा बता जाओ ना अपनी बेटी का हौसला बढ़ा जाओ ना
पापा जी अपने पीछे मुड़कर देखो ना आपकी लाडली बेटियां कैसे बिलख रही है इन्हें चुप कर जाओ ना पापा जी आ जाओ ना
अपने गले से लगा जाओ ना पापा जी आ जाओ ना मेरी मां का सुहाग(खुशी)और मेरे भाइयों का बचपन लौटा जाओ ना पापा जी आ जाओ ना
घर की रौनक आंगन की खुशियां लौटा जाओ ना पापा जी आ जाओ ना
अपने दोहिता दोहतियों को गोद में खिला जाओ ना हमारे बच्चों को अपना प्यार दिखा जाओ ना पापा आ जाओ ना
मंदिर की मूर्तियां आपकी राह देख रही हैं उन्हें अपने हाथों से नहला जाओ ना उन्हें रोरी चंदन लगा जाओ ना पापा जी आ जाओ ना
मेरी सभी उलझनों को सुलझा जाना आपकी बेटी पल पल रोती है इसे धीरज

बंधा जाओ ना अपने दामन से खुशियां लुटा जाओ ना प्लीज पापा आ जाओ ना

24.जीवन के उस मोड पर खड़े हैं जिस पर आगे पीछे कोई भी नहीं है
भयानक सी हवाएं चल रही है जो मन को विचलित कर रही है इन हवाओं के डर से मन बहुत कांप रहा है
इस कांपते मन को शांति देने के लिए हौसला एवं उत्साह बढ़ाने के लिए आपके बिना कोई भी नहीं है
हम धीरे-धीरे कोशिश कर रहे हैं समझने की लेकिन फिर भी हर मोड़ पर आपकी जरूरत पड़ती ही है
बिना आपके जीवन बहुत कठिन हो गया है जिम्मेदारियां ही जिम्मेदारियां दिखती है चारों तरफ अब जीवन में प्रेम और शांति नहीं है
आपके बिना प्रेम कोई नहीं करता है सलाह देने वाले बहुत आते हैं लेकिन हाल-चाल पूछने वाला कोई भी नहीं है

25.बेटियों पर बाप का लाड़ होता है
बाकी बेटी के लिए हर रिश्ता बेकार होता है
जैसे वक्त के सर पर भगवान का हाथ होता है
उसी प्रकार बच्चों के सर पर पिता का हाथ होता है
ऐ खुदा ऐसा क्या गुनाह किया था हमने जो तूने
हमारी जन्नत को हमसे छीन लिया
पापा हृदय के वह सुकून होते हैं जिन्हें
शब्दों में बयां करना नामुमकिन है

26 . जिंदगी एक छोटे बच्चों सी हो गई है जिस प्रकार एक छोटा बच्चा खिलौने के लिए अपने माता-पिता के सामने में मचलता है और फिर खिलौना नहीं मिलने पर रो पीट कर शांत हो जाता है उसी प्रकार हम भी भगवान के सामने अपने पिता के लिए रो पीट कर मचल कर शांत हो गए हैं

27.अपने पिता के जाने से दो भाई शांत बैठे हैं
जो कभी अपने पिता के साथ मां के हाथ का बना हुआ स्वादिष्ट खाना खाते थे। और अपने पिता से ढेर सारी बातें करते थे और उनकी बातों से जो किलकारियां आंगन में गूंजती थी उस वजह को ढूंढ रहे हैं आज दो बच्चे बहुत रो रहे हैं।

जो बच्चे अपने पिता के सीने से सर लगा कर सुकून लेते थे आज वही बच्चे अपने पिता को कंधा दे रहे हैं आज दो भाई बहुत रो रहे हैं।

जो अपने पिता से हजारों बातें किया करते थे आज उन हजारों बातों को याद करके उन्हें इस दुनिया में ढूंढ रहे हैं सिर से पिता का प्रेम हट गया और जिम्मेदारियां का बोझ आ पडा इस बात से अनजान हो रहे हैं आज मेरे भाई बहुत रो रहे हैं।

जिस पिता ने उंगली थाम कर चलना सिखाया और इस दुनिया को घुमाया आज उस पिता को इस दुनिया में ढूंढ रहे हैं आज दो भाई बहुत रो रहे हैं।

अपने मां के चेहरे की हंसी और अपनी बहनों का लाड ढूंढ रहे है आज दो मासूम बच्चे बहुत उदास हो रहे हैं।

खुद को दुख की नाव में बैठ कर घर के आंगन में अपने पिता की आवाज को सुनने के लिए तरस रहे हैं कोई उन्हें बेटा कहकर बुलाए इसके बारे में सोच रहे हैं आज दो भाई बहुत रो रहे हैं।

आज इस वीरान जगत में अपने जन्मदाता को ढूंढ रहे हैं आज दो भाई बहुत रो रहे हैं।

मन को उदास करके जिम्मेदारियों का बोझ ढो रहे हैं आज दो बच्चे अपने पिता के लिए बहुत रो रहे हैं।

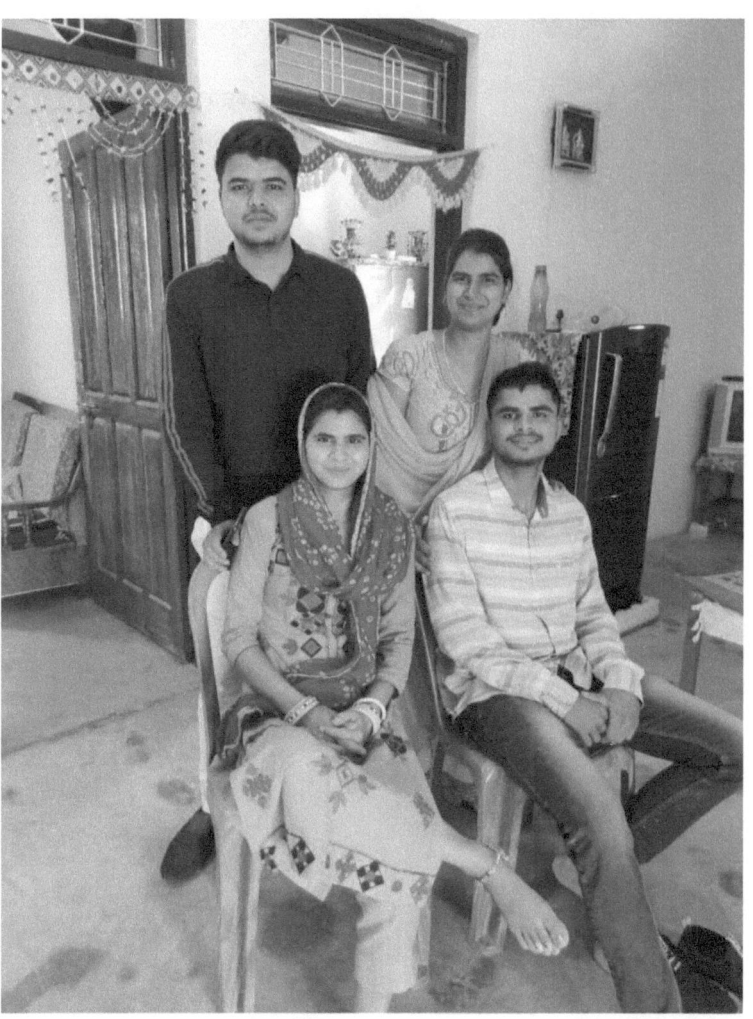

vivo Y35
Jul 25, 2024, 15:12

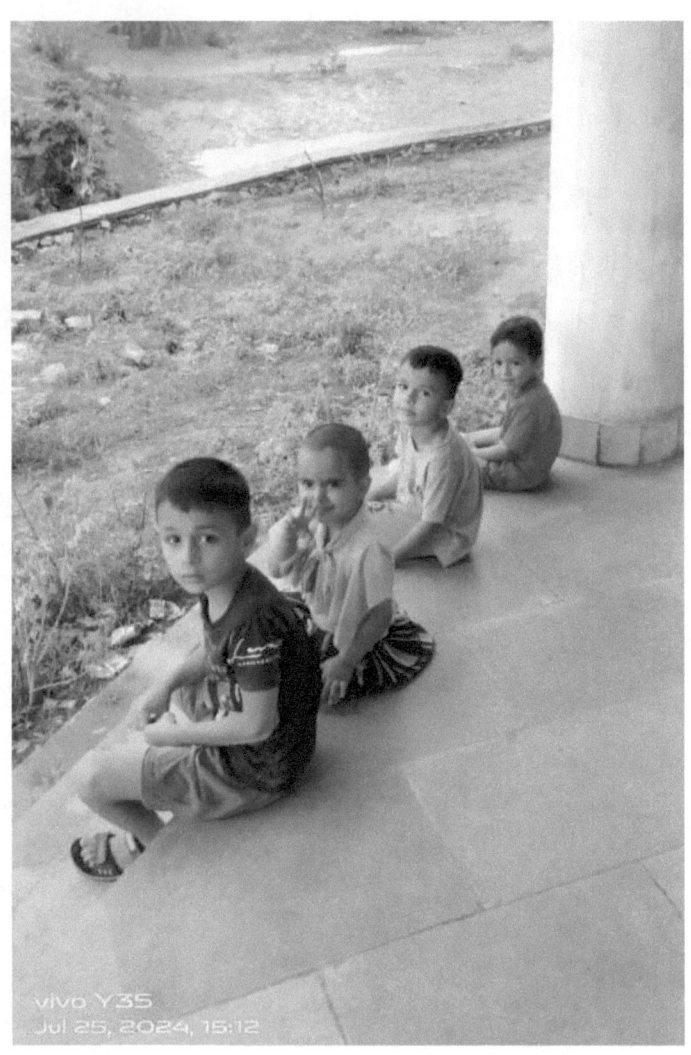

www.ingramcontent.com/pod-product-compliance
Lightning Source LLC
LaVergne TN
LVHW041534070526
838199LV00046B/1668
* 9 7 8 9 3 6 7 8 3 9 2 2 5 *